ANATOMIA DO ALONGAMENTO

ANATOMIA DO ALONGAMENTO

Guia ilustrado para aumentar a flexibilidade e a força muscular

Arnold G. Nelson

Jouko Kokkonen

2ª EDIÇÃO

Manole

Título original em inglês: *Stretching Anatomy, 2nd edition*
Copyright © 2014, 2007 by Arnold G. Nelson e Jouko Kokkonen. Todos os direitos reservados.
Publicado mediante acordo com a Human Kinetics, EUA.

Esta publicação contempla as regras do Novo Acordo Ortográfico da Língua Portuguesa.

Editora-gestora: Sônia Midori Fujiyoshi
Produção editorial: Cláudia Lahr Tetzlaff
Tradução: Fernando Gomes do Nascimento
Consultoria especializada: Paulo Laino Cândido
                Professor Adjunto da Disciplina de Anatomia do curso de Medicina das Faculdades Santa Marcelina
                Mestre em Ciências Morfofuncionais pela Universidade de São Paulo (USP)
Revisão de tradução e revisão de prova: Depto. editorial da Editora Manole
Diagramação e adaptação de projeto gráfico: Rafael Zemantauskas
Fotógrafo: Neil Bernstein
Ilustrações: Jen Gibas (capa); Molly Borman (interior)
Capa: Plinio Ricca

CIP-BRASIL. CATALOGAÇÃO NA PUBLICAÇÃO
SINDICATO NACIONAL DOS EDITORES DE LIVROS, RJ

N349a
2. ed.

    Nelson, Arnold G.
        Anatomia do alongamento : guia ilustrado para aumentar a flexibilidade e a força
muscular / Arnold G. Nelson, Jouko Kokkonen ; tradução Fernando Gomes do
Nascimento. - 2. ed. - Barueri [SP] : Manole, 2018.
        230 p. : il. ; 24 cm.

        Tradução de: Stretching anatomy : your illustrated guide to improving flexibility
and muscular strength
        ISBN 9788520458211

        1. Exercícios de alongamento. 2. Alongamento (Fisiologia). 3. Sistema
musculoesquelético (Anatomia). I. Kokkonen, Jouko. II. Nascimento, Fernando Gomes do.
III. Título.

18-51948   CDD-611.73
                                    CDU: 611.73

Vanessa Mafra Xavier Salgado - Bibliotecária CRB-7/6644

Todos os direitos reservados.
Nenhuma parte desta publicação poderá ser reproduzida, por qualquer processo, sem a permissão expressa dos editores.
É proibida a reprodução por xerox.
A Editora Manole é filiada à ABDR – Associação Brasileira de Direitos Reprográficos.

Edição brasileira – 2018

Direitos em língua portuguesa adquiridos pela:
Editora Manole Ltda.
Av. Ceci, 672 – Tamboré
06460-120 Barueri – SP – Brasil
Fone: (11) 4196-6000
www.manole.com.br
http//:atendimento@manole.com.br

Impresso no Brasil
Printed in Brazil

Durante o processo de edição desta obra, foram tomados todos os cuidados para assegurar a publicação de informações precisas e de práticas geralmente aceitas. Do mesmo modo, foram empregados todos os esforços para garantir a autorização das imagens aqui reproduzidas. Caso algum autor sinta-se prejudicado, favor entrar em contato com a editora.

Os autores e os editores eximem-se da responsabilidade por quaisquer erros ou omissões ou por quaisquer consequências decorrentes da aplicação das informações presentes nesta obra. É responsabilidade do profissional, com base em sua experiência e conhecimento, determinar a aplicabilidade das informações em cada situação.

Editora Manole

SUMÁRIO

Introdução vii

Sobre os autores xiii

1 PESCOÇO   1

2 OMBROS, COSTAS E TÓRAX   13

3 BRAÇOS, PUNHOS E MÃOS   39

4 PARTE INFERIOR DO TRONCO   73

5 QUADRIS   91

6 JOELHOS E COXAS   113

7 PÉS E PANTURRILHAS   135

8 ALONGAMENTOS DINÂMICOS   157

9 PERSONALIZAÇÃO DO PROGRAMA DE ALONGAMENTO   179

Índice de alongamentos   213

INTRODUÇÃO

Flexibilidade é um componente importante do condicionamento físico. Infelizmente, a flexibilidade não costuma ser um dos focos principais de muitos programas de condicionamento. É comum que seja dada pouquíssima atenção à flexibilidade, ou simplesmente que esse aspecto fique negligenciado por completo. Embora sejam bem conhecidos os benefícios da prática regular do exercício, poucas pessoas têm consciência de que articulações flexíveis e alongamentos periodicamente praticados são também essenciais para a boa saúde e para a prática das atividades. Exemplificando, o alongamento pode ajudar pessoas com artrite. Com o objetivo de aliviar a dor, em especial durante os primeiros estágios desse problema, pessoas com artrite frequentemente mantêm as articulações afetadas flexionadas e imóveis. Embora a prática de manter flexionada e imóvel a articulação afetada possa aliviar temporariamente o desconforto, a mera manutenção da articulação em uma mesma posição provoca o enrijecimento de músculos e ligamentos. Essa ausência de movimento pode resultar no encurtamento dos músculos e também em seu retesamento, o que acarretará perda permanente da mobilidade e prejuízo para as atividades diárias. Além disso, menos movimento significa menos queima de calorias – e qualquer aumento do peso corporal implica maior tensão nas articulações. Portanto, os especialistas em condicionamento físico recomendam que pessoas com artrite façam, diariamente, alongamento de todos os principais grupos musculares, com ênfase cuidadosa nas articulações que apresentam diminuição da amplitude de movimento.

Sabe-se que uma boa flexibilidade se traduz em benefícios positivos para músculos e articulações. Além de ajudar na prevenção de lesões, ela pode minimizar a dor muscular, aumentando também a eficiência em todas as atividades físicas. Isso é particularmente verdadeiro para aquelas pessoas cujas sessões de exercício – por exemplo, durante jogos recreativos de golfe ou naquele jogo de basquete mais puxado dos fins de semana – ocorram a intervalos superiores a quatro dias. Nas pessoas com maior flexibilidade, a qualidade de vida e a independência funcional também são beneficiadas. Pessoas com estilos de vida que envolvam longos períodos de inatividade (p. ex., a obrigação de ficarem sentadas diante de uma mesa) poderão sofrer enrijecimento das articulações, o que dificultará a correção dessa posição crônica. Boa flexibilidade ajuda a evitar tal situação, pois mantém a elasticidade dos músculos e proporciona maior variedade de movimentos nas articulações. Além disso, a boa flexibilidade também proporciona fluidez e facilita os movimentos corporais e o desempenho das atividades cotidianas. Uma tarefa diária simples, como dobrar o corpo e dar um laço nos sapatos, é executada com maior facilidade quando se tem boa flexibilidade.

O alongamento também pode ajudar a prevenir e aliviar muitas cãibras musculares, sobretudo aquelas nas pernas que ocorrem durante a noite. São várias as causas de cãibras noturnas nas pernas: a prática exagerada de exercício; o uso excessivo dos músculos; a posição em pé em superfície dura por longos períodos; pé chato; uma posição sentada por muito tempo; uma posição desajeitada das pernas durante o sono; nível insuficiente de potássio, cálcio ou outros minerais; desidratação; certos medicamentos, por exemplo, antipsicóticos, pílulas anticoncepcionais, diuréticos, estatinas e esteroides; e diabetes ou doença da tireoide. Independentemente da causa, um músculo mais flexível fica menos propenso às cãibras, e o alongamento ajuda a reduzir imediatamente esse problema. Curiosamente, novas pesquisas revelam que, com 30-40 minutos de alongamento, pessoas com diabetes do tipo 2 ou em grande risco de sofrer essa doença poderão ajudar a controlar seus níveis de glicose no sangue. Assim, é fácil perceber os benefícios de fazer do programa de alongamento um hábito diário.

Quanto alongamento deve ser praticado a cada dia por uma pessoa comum? A maioria das pessoas tende a subestimar totalmente essa importante rotina de condicionamento físico. Aqueles que praticam alongamento tendem a realizar uma rotina muito curta, que se concentra principalmente nos grupos musculares da parte inferior do corpo. Na verdade, seria pouco realista supor que as pessoas fazem alongamento de qualquer grupo muscular em particular durante mais de 15 segundos. Raramente o tempo total consumido em uma rotina de alongamento excederá os 5 minutos. Mesmo em se tratando de atletas, dá-se menor importância ao alongamento em seu programa global de treinamento. Em comparação com as pessoas comuns, os atletas podem gastar um pouco mais de tempo fazendo seus alongamentos, geralmente porque o alongamento faz parte de uma rotina de aquecimento. Mas, depois do exercício, quase todos os atletas estão demasiado cansados para fazer qualquer grau de alongamento, ou simplesmente não reservam um tempo para essa prática. O alongamento pode ser realizado como parte do aquecimento antes de um exercício e como parte do desaquecimento após a prática, embora a realização do alongamento como parte do aquecimento tenha se tornado matéria controversa. Um alongamento praticado imediatamente antes do evento pode ter consequências negativas no desempenho do atleta. Tais consequências negativas se tornarão mais evidentes se o alongamento ultrapassar 30 segundos. Portanto, é possível incluir um breve alongamento ou uma rápida descontração na rotina do aquecimento, mas alongamentos que tenham por finalidade a indução de aumentos permanentes na flexibilidade deverão ser executados como parte do desaquecimento.

Anatomia e fisiologia do alongamento

Músculos como o bíceps braquial são órgãos complexos compostos de nervos, vasos sanguíneos, tendões, fáscia e células musculares. As células nervosas (neurônios) e as células musculares possuem carga elétrica. A carga elétrica em repouso, ou potencial de membrana em repouso, é negativa; em geral, equivale a -70 milivolts. Os neurônios e as células musculares são ativados pela mudança de suas cargas elétricas. Os sinais elétricos não podem "saltar" entre células; assim, os neurônios se comunicam com outros neurônios e com as células musculares por meio da liberação de agentes químicos especializados, denominados *neurotransmissores.* Os neurotransmissores funcionam por possibilitarem o ingresso de íons sódio nas células; com isso, o potencial de membrana em repouso se torna mais positivo. Assim que o potencial de membrana em repouso atingir um potencial limiar (geralmente -62 milivolts), a célula fica excitada, ou ativa. Os neurônios ativados liberam outros neurotransmissores com o objetivo de ativar outros nervos e, com isso, as células musculares ativadas se contraem.

Além de ser alterado para provocar a excitação, o potencial de membrana pode ser alterado para causar facilitação ou inibição. Facilitação ocorre quando o potencial de membrana em repouso fica ligeiramente elevado – acima do normal, mas abaixo do potencial limiar. A facilitação aumenta a probabilidade de que qualquer liberação efetuada de neurotransmissor irá fazer com que o potencial exceda o limiar. Isso aumenta as chances de disparo do neurônio e de ativação do alvo. Inibição ocorre quando o potencial de membrana em repouso fica num nível inferior ao potencial normal e, com isso, diminui a probabilidade de alcançar o limiar. Normalmente, essa situação impede que o neurônio ative seu alvo.

Para realizar trabalho, o músculo é subdividido em unidades motoras. Unidade motora é a unidade funcional básica do músculo. Uma unidade motora consiste em um neurônio motor (muscular) e todas as células musculares a ele conectadas – desde um mínimo de quatro até mais de 200. As unidades motoras são então subdivididas em células musculares individuais. *Fibra* é a

INTRODUÇÃO

célula muscular unitária. Fibra muscular é um feixe de estruturas em forma de haste denominadas *miofibrilas*, que, por sua vez, ficam circundadas por uma rede de tubos denominados retículo sarcoplasmático, ou RS. As miofibrilas são formadas por uma série de estruturas repetidas denominadas *sarcômeros*. Sarcômeros são as unidades contráteis funcionais básicas de um músculo.

As três partes básicas de um sarcômero são os filamentos grossos, os filamentos finos e as linhas Z. Sarcômero é definido como o segmento entre duas linhas Z vizinhas. Os filamentos finos estão presos aos dois lados de uma linha Z e se prolongam desde a linha Z até menos da metade do comprimento total do sarcômero. Os filamentos grossos estão firmemente fixados no meio do sarcômero. Cada extremidade de um filamento grosso isolado fica circundada por seis filamentos finos, em um arranjo helicoidal. Durante o trabalho muscular (concêntrico, excêntrico, ou isométrico), os filamentos grossos controlam a quantidade e direção em que os filamentos finos deslizam sobre os filamentos grossos. Durante o trabalho concêntrico, os filamentos finos deslizam uns na direção dos outros. Já no trabalho excêntrico, os filamentos grossos tentam evitar que os filamentos finos deslizem em afastamento. No trabalho isométrico, os filamentos não se movem. Todas as formas de trabalho são iniciadas pela liberação de íons cálcio pelo RS, que ocorre apenas quanto o potencial de membrana em repouso da célula muscular excede o potencial limiar. O músculo relaxa e para de trabalhar assim que os íons cálcio são restaurados no interior do RS.

O comprimento inicial de um sarcômero é fator importante para a função muscular. A quantidade de força produzida por cada sarcômero fica influenciada pelo comprimento em um padrão similar, em termos de forma, a uma letra U invertida. Dessa maneira, ocorrerá diminuição da força quando o comprimento do sarcômero estiver longo ou curto. À medida que o sarcômero sofre alongamento, apenas as extremidades dos filamentos grossos e dos filamentos finos poderão fazer contato, e isso diminui o número de conexões geradoras de força entre os dois filamentos. Quando o sarcômero sofre encurtamento, os filamentos finos começam a sobrepor-se, e essa sobreposição também reduz o número de conexões geradoras de força positiva.

O comprimento do sarcômero é controlado por proprioceptores, ou estruturas especializadas incorporadas no interior dos órgãos musculares, sobretudo no interior dos músculos das extremidades do corpo. Proprioceptores são sensores especializados que fornecem informações acerca do ângulo da articulação e do comprimento e tensão do músculo. As informações sobre mudanças no comprimento do músculo são fornecidas por proprioceptores denominados fusos musculares, estruturas que se localizam paralelamente às células musculares. Os órgãos tendinosos de Golgi (OTG), outro tipo de proprioceptor, situam-se em série com as células musculares. Os OTG fornecem informações sobre mudanças na tensão muscular e, indiretamente, podem influenciar o comprimento do músculo. O fuso muscular possui um componente dinâmico rápido e um componente estático lento, que proporcionam informações sobre a quantidade e velocidade de mudança no comprimento. Mudanças de comprimento rápidas podem disparar um reflexo de estiramento (miotático). Esse reflexo tenta opor resistência à mudança no comprimento do músculo, ao provocar a contração do músculo esticado. Esticamentos mais lentos permitem que os fusos musculares relaxem e se adaptem ao novo comprimento maior.

Ao ocorrer contração do músculo, isso produz tensão no tendão e nos OTG. Os OTG registram a mudança e a velocidade de mudança na tensão. Quando essa tensão excede certo limiar, ela dispara a reação de alongamento através de conexões na medula espinal com o objetivo de inibir a contração muscular, fazendo com que ocorra relaxamento. Da mesma forma, a contração muscular pode induzir uma inibição recíproca, ou o relaxamento dos músculos opostos. Por exemplo, uma contração forte do bíceps braquial pode induzir relaxamento no tríceps braquial.

O corpo se adapta de forma diferente ao alongamento agudo (ou alongamento de curto período) em comparação com o alongamento crônico (ou alongamento realizado várias vezes na semana). Em sua maioria, pesquisas recentes demonstram que nos casos em que alongamentos agudos causam aumento perceptível na amplitude de movimento de determinada articulação, a pessoa pode experimentar tanto inibição dos nervos motores, superalongamento dos sarcômeros musculares, como aumento no comprimento ou na distensibilidade dos tendões musculares. Não se sabe ao certo a extensão dessas mudanças, mas acredita-se que a forma do músculo e seu arranjo celular, o comprimento do músculo e sua contribuição para o movimento, e o comprimento dos tendões distais e proximais desempenhem, sem exceção, algum papel. No entanto, essas mudanças transitórias se manifestam como reduções na força máxima, na potência e na resistência de força. Por outro lado, alguns estudos demonstraram que um alongamento intenso, praticado regularmente durante um mínimo de 10-15 minutos, 3-4 vezes por semana (alongamento crônico), resultará no desenvolvimento de maior força, potência e resistência de força, além de aumentar a flexibilidade e a mobilidade. Estudos em animais sugerem que esses benefícios são decorrentes, em parte, do maior número de sarcômeros em série.

Nessa mesma linha, pesquisas sobre alongamento na prevenção de lesões demonstraram diferenças entre alongamento agudo e alongamento crônico. Embora o alongamento agudo possa ajudar pessoas extremamente tensas a diminuir a incidência de distensões musculares, parece que pessoas normais obtêm benefícios mínimos em termos de prevenção de lesões com essa prática. Pessoas intrinsecamente mais flexíveis demonstram menor propensão para a ocorrência de lesões relacionadas ao exercício – e a flexibilidade intrínseca aumentará com a prática de alongamentos puxados 3-4 vezes por semana. Por causa dessas diferenças entre alongamento agudo e crônico, hoje em dia muitos especialistas em exercícios incentivam as pessoas a praticar o alongamento ao final de sua série de exercícios.

Tipos de alongamentos

Os alongamentos descritos neste livro podem ser executados de diversas maneiras. Na maioria das vezes as pessoas preferem fazer esses alongamentos sozinhas, mas eles também podem ser feitos com a ajuda de outra pessoa. Alongamentos realizados sem assistência são conhecidos como alongamentos ativos. Alongamentos realizados com a ajuda de outra pessoa são chamados alongamentos passivos.

São quatro os tipos principais de alongamentos: estático, balístico, por facilitação neuromuscular proprioceptiva (FNP) e dinâmicos.

Alongamento estático é o mais comum. No alongamento estático, a pessoa alonga determinado músculo ou grupo muscular, ao manter o alongamento em questão durante algum tempo.

Alongamento balístico envolve movimentos vigorosos e não prevê a manutenção do alongamento durante qualquer período de tempo. Tendo em vista que o alongamento balístico pode ativar o reflexo de estiramento, muitas pessoas propuseram que esse tipo de alongamento oferece maior chance de causar dano muscular ou tendinoso, especialmente nos músculos mais tensos. No entanto, essa suposição é meramente especulativa, pois não foram publicados estudos em favor da ideia de que o alongamento balístico pode causar lesão.

Alongamento por facilitação neuromuscular proprioceptiva (FNP) refere-se a uma técnica de alongamento que tenta incorporar mais integralmente as ações dos proprioceptores pelo alongamento de um músculo contraído na trajetória da amplitude de movimento da articulação. Em seguida à mobilização ao longo de toda a amplitude de movimento, o músculo deve relaxar e repousar antes de seu próximo alongamento. Esse tipo de alongamento é realizado mais eficazmente com a ajuda de outra pessoa.

Alongamento dinâmico é um alongamento de orientação mais funcional, que lança mão de movimentos específicos do esporte com o objetivo de mobilizar os membros por uma amplitude de movimento maior do que o normal. Em geral, o alongamento dinâmico se caracteriza por movimentos oscilatórios, saltos ou movimentos exagerados em que o impulso do movimento transporta os membros até os limites da sua amplitude, ou além desses limites; além disso, essa prática ativa uma resposta reflexa proprioceptiva. A ativação adequada dos proprioceptores pode promover a facilitação dos nervos que ativaram as células musculares. Essa facilitação permite que os nervos disparem mais rapidamente, o que, por sua vez, permite a realização de contrações musculares rápidas e mais poderosas. Já foi constatado que os alongamentos dinâmicos aumentam a temperatura muscular e a ativação proprioceptiva; assim, pode-se concluir que o alongamento dinâmico é vantajoso por melhorar o desempenho esportivo. Não se deve confundir alongamento dinâmico com alongamento balístico. Embora ambos envolvam a repetição de movimentos, os movimentos balísticos são movimentos rápidos e vigorosos que envolvem pequenas faixas de mobilização nas proximidades do final da amplitude de movimento.

Benefícios de um programa de alongamento

São vários os benefícios que podem ser obtidos com o treinamento crônico por meio de um programa regular de alongamento (ver Cap. 9 para programas específicos):

- Melhora da flexibilidade e da resistência e força musculares (o grau do benefício depende do nível de estresse aplicado ao músculo; o Cap. 9 explica como isso deve ser feito).
- Diminuição da dor muscular.
- Melhora da mobilidade dos músculos e articulações.
- Movimentos musculares mais eficientes e maior fluidez dos movimentos.
- Maior capacidade de exercer força máxima em um arco mais longo da amplitude de movimento.
- Prevenção de alguns problemas na região lombar.
- Melhora na aparência e na autoimagem.
- Melhor alinhamento/postura do corpo.
- Em uma sessão de exercícios, melhor aquecimento/desaquecimento.
- Manutenção mais adequada da glicose sanguínea.

Alongamentos estáticos e dinâmicos para atletas

Muitos atletas utilizam alongamentos estáticos e dinâmicos em seus programas de treinamento. Os alongamentos estáticos melhoram a flexibilidade em certas áreas mioarticulares. Esse tipo de alongamento é a abordagem mais comum para o aumento da flexibilidade. No alongamento estático, deve-se manter o alongamento do músculo ou grupo muscular em questão durante certo tempo.

Alguns atletas preferem usar alongamentos dinâmicos, em especial como parte do aquecimento ou como preparação para a competição. Alongamentos dinâmicos estimulam os proprioceptores (receptores de estiramento) e ativam sua resposta de forma agressiva por um mecanismo de *feedback* para os músculos alongados a serem contraídos, em seguida a um rápido movimento de salto. Considerando que alguns eventos esportivos, por exemplo, atividades explosivas e de curta duração, poderiam aumentar a estimulação dessa ativação proprioceptiva, o alongamento dinâmico é um modo de preparar melhor os atletas para movimentos explosivos. Tais movimentos podem ser necessários para atingir determinado objetivo em um evento esportivo. Por exemplo, a pessoa pode pular mais longe e mais alto se fizer alguns movimentos rápidos para cima e para baixo, flexionando e estendendo os quadris e os joelhos.

Como usar este livro

Os primeiros sete capítulos deste livro enfatizam os alongamentos para as principais áreas articulares do corpo, com início no pescoço e término nos pés e panturrilhas. Em cada capítulo há vários alongamentos que têm como meta os músculos envolvidos no movimento das articulações em cada parte do corpo. Os movimentos que objetivam os músculos provavelmente mais rígidos envolvem uma progressão de alongamentos, para que a pessoa com os músculos mais tensos (nível iniciante) não fique tentada a executar um alongamento que imponha excessivo estresse à articulação e, por isso, resulte em lesão a músculos, ligamentos e tendões. À medida que a flexibilidade for aumentando, a pessoa avançará para o nível seguinte.

O Capítulo 8 apresenta nove alongamentos dinâmicos que abrangem todas as principais áreas articulares. O Capítulo 9 contém programas de alongamento sugeridos para iniciantes, prosseguindo até fases mais avançadas, além de um programa para redução da glicose no sangue. Esse capítulo também inclui rotinas de alongamento específicas para a prática esportiva. Se o leitor estiver interessado em determinado esporte, essas tabelas o orientarão para os alongamentos a serem usados em seu treinamento, como garantia de que serão mobilizados os grupos musculares mais importantes para o esporte em questão.

O nome de cada alongamento indica os principais movimentos dos músculos que estão sendo alongados. Assim, devemos ter em mente que, para alongar um músculo específico, o alongamento deve envolver um ou mais movimentos na direção oposta aos movimentos do músculo-alvo. As ilustrações mostram as posições corporais usadas para cada alongamento, assim como os músculos que estão sendo alongados. Os músculos mais alongados são ilustrados em cor vermelho-escura (ver a legenda), e quaisquer músculos próximos que sejam submetidos a um alongamento menos intenso estão representados em uma cor vermelha mais clara.

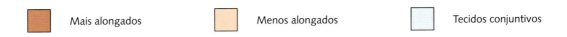

Além das ilustrações, cada alongamento contém três seções:

- Execução, que oferece instruções passo a passo para a execução do alongamento.
- Músculos alongados, com os nomes dos músculos em alongamento.
- Comentários, que dão informações específicas sobre como e o porquê da necessidade de praticar o alongamento, além de considerações pertinentes à segurança.

SOBRE OS AUTORES

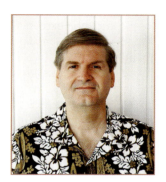

Arnold G. Nelson, PhD, é professor na Faculdade de Cinesiologia da Louisiana State University. Pesquisador líder no campo da flexibilidade, é considerado uma das principais autoridades sobre o efeito do alongamento no desempenho muscular. Ele é membro do American College of Sports Medicine e obteve seu grau de doutorado em fisiologia muscular na University of Texas, em Austin. O professor Nelson vive em Baton Rouge, Louisiana.

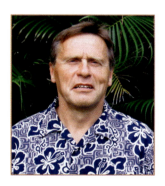

Jouko Kokkonen, PhD, é professor em ciência do exercício na Brigham Young University, no Havaí. Ao longo de mais de duas décadas vem ensinando anatomia, cinesiologia, fisiologia do exercício e condicionamento atlético, e há mais de três décadas é treinador de atletismo. Suas pesquisas têm se concentrado nos efeitos agudos e crônicos do alongamento. Obteve seu grau de doutorado em fisiologia do exercício na Brigham Young University e, atualmente, vive em Laie, Havaí, com sua esposa Ruthanne.

CAPÍTULO 1

PESCOÇO

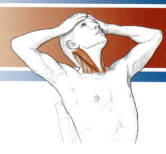

Juntamente com os músculos e ligamentos associados, as sete vértebras cervicais compõem a estrutura flexível do pescoço. Vértebras, músculos e ligamentos funcionam em conjunto, de modo a dar sustentação e movimentar a cabeça. A primeira e a segunda vértebras cervicais têm formas singulares e recebem, respectivamente, as denominações *atlas* e *áxis*. O atlas é um anel ósseo que dá sustentação ao crânio. O áxis se apresenta com uma projeção em forma de cavilha, em uma direção superior – o dente do áxis ou processo odontoide –, que possibilita ao atlas um ponto para que possa girar em torno de um eixo. O áxis e as outras cinco vértebras cervicais apresentam uma saliência óssea posterior, ou processo espinhoso, que se prende ao ligamento nucal, uma estrutura grande e espessa. Os corpos vertebrais (a massa óssea de forma oval) estão conectados por ligamentos posteriores e anteriores, juntamente com outros ligamentos que conectam cada processo espinhoso e transverso (uma saliência óssea lateral) às suas partes correspondentes nas vértebras adjacentes. Além disso, cada vértebra está separada por um disco intervertebral. Com a compressão exercida pelas vértebras sobre os discos, o pescoço pode ser mobilizado para a frente, para trás e para os lados.

Os músculos do pescoço se localizam em duas regiões triangulares, denominadas trígono cervical anterior (à frente) e trígono cervical posterior (atrás). Os limites do trígono anterior são a mandíbula (osso maxilar), o esterno (osso do peito) e o músculo esternocleidomastóideo. Os músculos anteriores principais são o esternocleidomastóideo e o escaleno (Fig. 1.1a). Os limites do trígono posterior são a clavícula, o músculo esternocleidomastóideo e o músculo trapézio. Os músculos posteriores principais (Fig. 1.1b) são o trapézio, o longuíssimo da cabeça, o semiespinal da cabeça e o esplênio da cabeça.

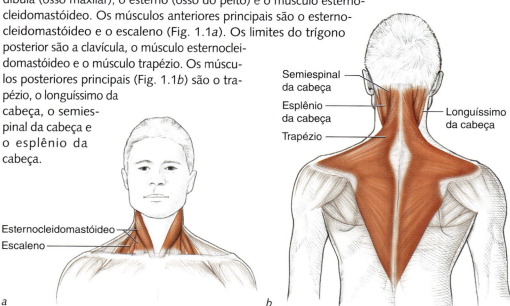

Figura 1.1 Músculos do pescoço: *(a)* anteriores; *(b)* posteriores.

1

A cabeça pode fazer os movimentos de flexão (cabeça inclinada para a frente), extensão (cabeça inclinada para trás), flexão e extensão laterais (cabeça inclinada de um lado para o outro) e rotação. Tendo em vista que os músculos do pescoço ocorrem em pares (direito e esquerdo), todos estão envolvidos nos movimentos de flexão e extensão laterais. Como exemplo, o esternocleidomastóideo direito ajuda na realização da flexão lateral direita, enquanto o esternocleidomastóideo esquerdo ajuda no movimento de extensão lateral direita. A flexão do pescoço não fica limitada exclusivamente pelo retesamento dos músculos posteriores, mas também pelo retesamento dos ligamentos posteriores, pela resistência dos músculos flexores, pelo alinhamento dos corpos vertebrais com as vértebras adjacentes, pela compressibilidade das partes anteriores dos discos intervertebrais e pelo contato do queixo com o tórax. De maneira análoga, a extensão do pescoço é controlada pela rigidez dos músculos anteriores, bem como pelo retesamento dos ligamentos anteriores, pela resistência dos músculos extensores, pelo alinhamento dos corpos vertebrais com as vértebras adjacentes e pela compressibilidade das partes posteriores dos discos intervertebrais. Finalmente, além do retesamento dos músculos e tendões contralaterais, a função lateral do pescoço é controlada pela colisão do processo transverso de cada vértebra com o processo transverso adjacente.

Raramente as pessoas levam em conta os músculos do pescoço durante o alongamento. É bem provável que você não considere a flexibilidade do pescoço até perceber que está com o pescoço rígido. Geralmente, associamos a rigidez no pescoço com uma posição incomum durante o sono (p. ex., durante um voo longo) ou por ficar sentado diante de uma mesa durante muito tempo; contudo, a rigidez do pescoço pode ser resultante de praticamente qualquer tipo de atividade física. Isso é verdadeiro em especial no caso de qualquer atividade em que a cabeça deva ser mantida em uma posição constantemente estável. A rigidez do pescoço também pode ter efeito negativo em esportes nos quais a posição da cabeça seja fator importante, por exemplo, no golfe, ou quando há necessidade de movimentos rápidos da cabeça para acompanhar o deslocamento de um objeto no ar, como ocorre nos esportes de raquete. Em geral, a pouca flexibilidade cervical é decorrente da manutenção da cabeça na mesma posição durante longos períodos. Além disso, depois de praticar o exercício, um músculo cervical fatigado poderá ficar enrijecido. Os exercícios descritos neste capítulo poderão ajudar a evitar o enrijecimento do pescoço depois do exercício e também em seguida a posturas incomuns, ou ainda por causa de uma noite de sono em posição inadequada.

Considerando que todos os principais músculos cervicais estão envolvidos na rotação do pescoço, o alongamento desses músculos é tarefa bastante fácil. Ao escolher determinado alongamento cervical, devemos primeiramente considerar se ocorre maior rigidez com a flexão ou com a extensão. Assim, os dois primeiros grupos de exercícios se concentram nessas ações específicas. Tão logo você tenha conseguido maior flexibilidade, seja exclusivamente na flexão ou na extensão, poderá acrescentar um alongamento que envolva movimento lateral. Em outras palavras, para que a flexão dos extensores do pescoço aumente, comece com o alongamento dos extensores; em seguida, com o aumento da flexibilidade, acrescente o alongamento da rotação e dos extensores do pescoço.

Se não for executado adequadamente, o alongamento do pescoço pode ser uma prática perigosa. Alguns alongamentos cervicais utilizam o que é conhecido como "posição do arado", em que a parte posterior da cabeça fica pousada sobre uma superfície, com o tronco praticamente perpendicular. Essa posição pode gerar intenso estresse no ponto de flexão, sobretudo em pessoas com pouca flexibilidade cervical. Esse estresse excessivo pode lesionar vértebras ou causar grande compressão na parte anterior do disco intervertebral. A compressão do disco pode provocar sua protrusão e pressão na medula espinal, com lesão dessa estrutura. Além disso, durante o alongamento do pescoço, deve-se ter o cuidado de não aplicar uma força súbita ou rápida. A súbita aplicação de uma força pode causar lesões em chicote; em um cenário mais complicado, esse efeito poderá romper as artérias vertebrais e fazer com que o dente do áxis invada o bulbo cerebral, causando a morte.

Também é preciso ter em mente que alongamentos excessivos, ou a prática de alongamentos muito puxados, são mais prejudiciais do que benéficos. Em certas circunstâncias, determinado músculo sofrerá enrijecimento como consequência de um alongamento excessivo. O alongamento pode diminuir o tônus muscular e, quando isso ocorre, o corpo compensa fazendo com que o músculo fique ainda mais retesado. Para cada progressão, deve-se começar com a posição de menor rigidez e avançar apenas quando, depois de alguns dias de alongamento, for possível perceber, de maneira consistente, a inexistência de rigidez durante o exercício. Isso significa que devemos alongar tanto os músculos agonistas (os músculos responsáveis pelo movimento) como os antagonistas (i. e, os músculos que se opõem ao movimento, ou que executam o movimento contrário). E embora possa ocorrer maior rigidez em uma direção (direita *versus* esquerda), é importante que os dois lados sejam alongados, para que seja mantido um equilíbrio muscular adequado.

Os alongamentos descritos neste capítulo são excelentes práticas gerais; contudo, talvez nem todos sejam inteiramente adequados para as necessidades de cada praticante. Para alongar músculos específicos, o alongamento precisa envolver um ou mais movimentos na direção oposta dos movimentos musculares desejados. Exemplificando, se pretendemos alongar o escaleno esquerdo, será preciso estender a cabeça, tanto para trás como para o lado direito. Nos casos em que determinado músculo se apresente com alto grau de rigidez, os movimentos opostos simultâneos deverão ser usados com menor intensidade. Por exemplo, um escaleno direito muito rígido deve ser alongado inicialmente apenas por extensão lateral esquerda. À medida que o músculo for ficando mais relaxado, será possível incorporar outros movimentos opostos simultâneos.

ALONGAMENTO DOS EXTENSORES DO PESCOÇO

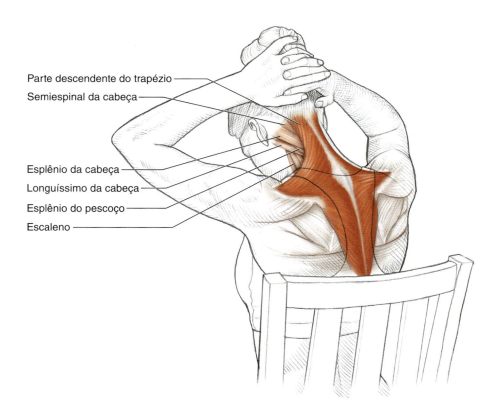

- Parte descendente do trapézio
- Semiespinal da cabeça
- Esplênio da cabeça
- Longuíssimo da cabeça
- Esplênio do pescoço
- Escaleno

Execução

1. Sente-se confortavelmente com as costas eretas.
2. Entrelace as mãos na parte posterior da cabeça, perto do topo da cabeça.
3. Impulsione levemente a cabeça diretamente para baixo e tente encostar o queixo no tórax.

Músculos alongados

Músculo mais alongado: parte descendente do trapézio.

Músculos menos alongados: longuíssimo da cabeça, semiespinal da cabeça, esplênio da cabeça, esplênio do pescoço, escaleno.

Comentários

Este alongamento pode ser executado na posição sentada ou em pé. Na posição sentada, o alongamento será mais intenso. A posição em pé diminui a capacidade de alongar porque certos reflexos entram em ação, para que a pessoa não perca o equilíbrio. Portanto, recomendamos que o alongamento seja realizado na posição sentada. Durante o alongamento, certifique-se de não diminuir sua intensidade com um encurvamento dos ombros. Além disso, mantenha o pescoço na posição mais ereta possível (sem encurvamento). Tente tocar com o queixo o ponto mais baixo possível do tórax.

Em pessoas tensas, é prática comum encurvar os ombros. A constante prática de encolher os ombros não dá qualquer chance de relaxamento aos músculos cervicais posteriores. Tal prática faz com que esses músculos fiquem enrijecidos, o que aumenta a dor e a fadiga, além de causar maior encurvamento. Além disso, esses músculos podem ficar rígidos em seguida a qualquer distensão muscular ou lesão em chicote. Pode-se obter alívio e relaxamento com a prática desse alongamento e, com isso, o encurvamento diminuirá consideravelmente. Do mesmo modo, os músculos extensores do pescoço devem permanecer relaxados, para que o praticante possa manter uma postura apropriada; por sua vez, a manutenção dessa postura adequada poderá ajudar a diminuir a tensão e o enrijecimento dos músculos.

ALONGAMENTO EM ROTAÇÃO DOS EXTENSORES DO PESCOÇO

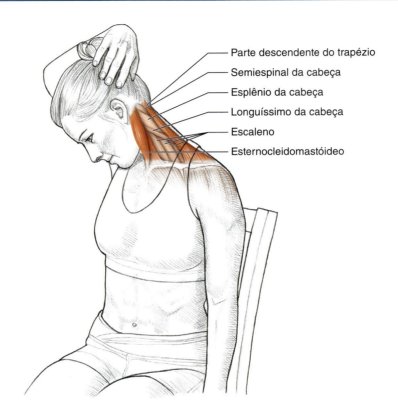

- Parte descendente do trapézio
- Semiespinal da cabeça
- Esplênio da cabeça
- Longuíssimo da cabeça
- Escaleno
- Esternocleidomastóideo

Execução

1. Sente-se confortavelmente com as costas eretas.
2. Posicione a mão direita na parte posterior da cabeça, perto do topo da cabeça.
3. Impulsione a cabeça para baixo e para a direita, de modo que ela fique apontando para o ombro direito. Faça com que o queixo chegue o mais próximo possível do ombro direito.
4. Repita o alongamento no outro lado.

Músculos alongados

Músculos mais alongados: parte descendente do trapézio esquerdo, esternocleidomastóideo esquerdo.

Músculos menos alongados: longuíssimo da cabeça esquerdo, semiespinal da cabeça esquerdo, esplênio da cabeça esquerdo, escaleno esquerdo.

Comentários

Depois que os extensores do pescoço se tornarem flexíveis, podemos progredir do alongamento simultâneo de ambos os lados do pescoço para o alongamento individual dos lados esquerdo e direito. A prática do alongamento de um lado de cada vez permite maior alongamento dos músculos. Muitas vezes, um lado do pescoço está mais rígido do que o outro. Com frequência isso ocorre se a pessoa dorme sempre do mesmo lado, ou se, ao sentar-se em uma mesa, não olha diretamente para a frente, mas dirige o olhar de forma contínua para a esquerda ou para a direita.

Ao alongar simultaneamente os dois lados do pescoço, a quantidade de alongamento aplicada fica limitada pelos músculos mais rígidos. Assim, se um lado estiver mais flexível, talvez não receba suficiente alongamento. Com o alongamento de cada lado feito individualmente, é possível concentrar maior esforço no lado mais enrijecido.

Este alongamento pode ser executado com a pessoa sentada ou em pé. Embora seja possível obter melhor alongamento na posição sentada, podemos praticá-lo da maneira que nos sentirmos mais à vontade.

ALONGAMENTO DOS FLEXORES DO PESCOÇO

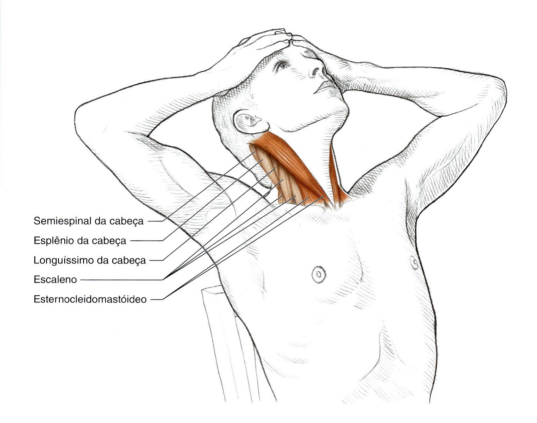

Semiespinal da cabeça
Esplênio da cabeça
Longuíssimo da cabeça
Escaleno
Esternocleidomastóideo

Execução

1. Sente-se confortavelmente com as costas eretas.
2. Entrelace as mãos e posicione as palmas na testa.
3. Impulsione a cabeça para trás, de modo que o nariz fique apontando diretamente para o teto.

Músculos alongados

Músculo mais alongado: esternocleidomastóideo.
Músculos menos alongados: longuíssimo da cabeça, semiespinal da cabeça, esplênio da cabeça, escaleno.

Comentários

Este alongamento pode ser executado na posição sentada ou em pé. Na posição sentada, o alongamento será mais intenso. A posição em pé diminui sua capacidade de alongar, porque certos reflexos entram em ação para que não ocorra perda do equilíbrio. Portanto, recomendamos que o alongamento seja realizado na posição sentada. Durante o alongamento, certifique-se de não diminuir o alongamento com um encurvamento dos ombros. Tente também fazer com que o queixo se projete ao máximo para trás.

Quando as pessoas estão sob estresse, caracteristicamente respiram de maneira forçada e mantêm seus ombros erguidos. Isso pode causar dor e tensão nos músculos cervicais anteriores. Este alongamento pode trazer alívio em curto prazo. Os músculos flexores cervicais devem permanecer relaxados, para que o praticante possa manter uma postura apropriada. Se esses músculos ficarem enrijecidos, poderá ocorrer a deformação conhecida comumente como "pescoço de abutre", em que a posição da cabeça lembra a cabeça projetada de um abutre. Como ajuda para a manutenção da postura correta, este alongamento deverá ser praticado várias vezes por semana.

PESCOÇO

ALONGAMENTO E ROTAÇÃO DOS FLEXORES DO PESCOÇO

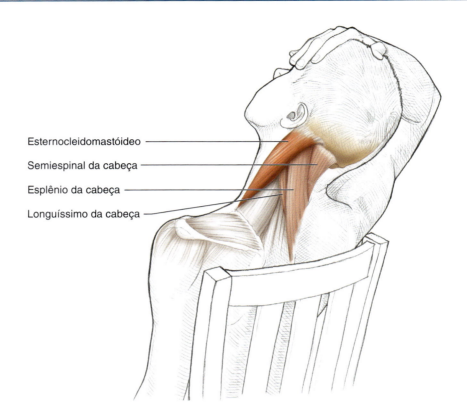

Esternocleidomastóideo
Semiespinal da cabeça
Esplênio da cabeça
Longuíssimo da cabeça

Execução

1. Sente-se confortavelmente com as costas eretas.
2. Posicione a mão direita na testa.
3. Impulsione a cabeça para trás e para o lado direito, de modo que a cabeça fique apontando na direção do ombro.
4. Repita com o lado esquerdo.

Músculos alongados

Músculo mais alongado: esternocleidomastóideo esquerdo.
Músculos menos alongados: longuíssimo da cabeça, semiespinal da cabeça, esplênio da cabeça – todos no lado esquerdo.

Comentários

Depois que os flexores do pescoço se tornarem flexíveis, podemos progredir do alongamento simultâneo de ambos os lados do pescoço para o alongamento individual dos lados esquerdo e direito. A prática do alongamento de um lado de cada vez permite maior alongamento dos músculos. Isso é especialmente importante para aqueles com postura encurvada e com a cabeça voltada principalmente para um dos lados.

Ao alongar simultaneamente os dois lados do pescoço, a quantidade de alongamento aplicada fica limitada pelos músculos mais rígidos. Assim, se um lado estiver mais flexível, talvez não receba suficiente alongamento. Com o alongamento individual de cada lado, é possível concentrar mais esforço no lado mais enrijecido.

Você pode fazer este alongamento na posição sentada ou em pé. Embora seja possível um alongamento melhor na posição sentada, use qualquer posição que lhe pareça mais adequada.

CAPÍTULO 2

OMBROS, COSTAS E TÓRAX

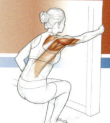

Há cinco grandes pares de movimentos no ombro: (1) flexão e extensão, (2) abdução e adução, (3) rotação medial e lateral, (4) retração e protração, e (5) elevação e abaixamento. Os ossos da articulação do ombro consistem no úmero (osso do braço), escápula e clavícula. Essencialmente, escápula e clavícula flutuam na parte superior da caixa torácica. Portanto, uma das principais funções de muitos dos músculos da parte superior das costas e do tórax é fixar a escápula na parte superior das costas, e a clavícula, na parte superior do tórax, à caixa torácica e à coluna vertebral. Isso proporciona uma plataforma estável para os movimentos dos braços e ombros. Dos cinco pares de movimentos, normalmente retração/protração e elevação/abaixamento são classificados como ações de estabilização.

Em sua maioria, os músculos envolvidos na mobilização e estabilização dos ossos do ombro têm localização posterior. A escápula é um osso muito maior do que a clavícula; com isso, oferece espaço para a inserção de mais músculos. Os músculos posteriores (dorsais) (Fig. 2.1) são o infraespinal, latíssimo do dorso, levantador da escápula, romboide, subescapular, supraespinal, redondo maior, redondo menor e trapézio (inseridos na face posterossuperior da caixa torácica, vértebras e escápula) e também o deltoide (Fig. 2.2) e o tríceps braquial (inserido na escápula e no úmero; ver Cap. 3). Os músculos anteriores (frontais) (Fig. 2.3) são o peitoral maior (inserido na clavícula, face anterior da caixa torácica e úmero), peitoral menor, subclávio, serrátil anterior (inserido nas faces anteriores da caixa torácica e da escápula), bíceps braquial, coracobraquial e deltoide (inserido nas faces anteriores da escápula e úmero).

A articulação do ombro, ou glenoumeral, é uma articulação esferóidea formada pela cabeça do úmero e pela cavidade glenoidal, uma cavidade rasa na escápula que forma um encaixe para a cabeça do úmero. Essa articulação é a que possui maior liberdade de movimentos no corpo, além de ser a menos estável. O movimento ascendente do úmero é impedido pela clavícula, pelo processo coracoide e o acrômio, assim como pelos ligamentos glenoumerais e manguito rotador. Os movimentos do úmero para baixo, para a frente e para trás ficam limitados pela posição da cabeça do úmero no lábio glenoidal, uma faixa circular de fibrocartilagem existente em torno da borda da cavidade glenoidal para aumentar sua concavidade. Juntamente com o lábio glenoidal, o úmero é mantido no lugar por vários ligamentos e tendões musculares que, em conjunto, formam o manguito rotador.

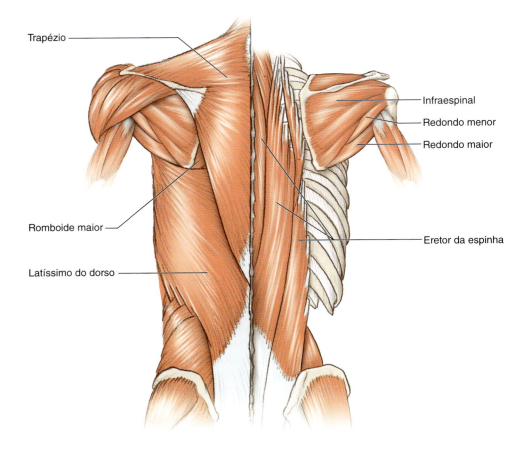

Figura 2.1 Músculos das costas.

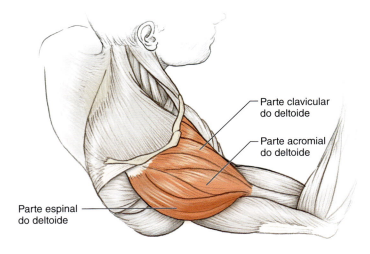

Figura 2.2 Músculo deltoide.

OMBROS, COSTAS E TÓRAX 15

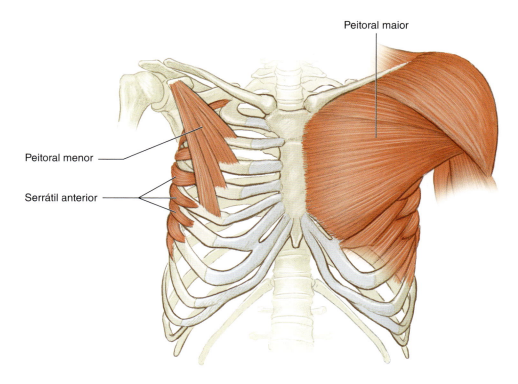

Figura 2.3 Músculos do tórax.

Em sua totalidade, a cabeça do úmero e a cavidade glenoidal são circundadas pela cápsula articular, que é uma coleção de ligamentos. Os principais ligamentos são: ligamentos esternoclaviculares, costoclaviculares e interclaviculares anteriores e posteriores, que ajudam a conectar a clavícula à caixa torácica. Os ligamentos coracoumeral, glenoumeral, coracoclavicular, acromioclavicular e coracoacromial ajudam a interconectar o úmero, a escápula e a clavícula. Os principais músculos e tendões que proporcionam estabilidade ao manguito rotador são o infraespinal, subescapular, supraespinal e redondo menor. Tendo em vista que esses músculos têm locais de inserção mais superiores (na parte alta do ombro), a maioria das luxações ocorre em pontos mais inferiores do ombro.

Considerando que os músculos do ombro constituem importante componente da estabilidade dessa região do corpo, a flexibilidade do ombro – isto é, a quantidade de movimentos possíveis em determinada direção – em todos os cinco pares de movimento (p. ex., extensão e flexão) é controlada em grande parte pela força dos músculos e pela extensibilidade dos músculos antagonistas envolvidos no movimento. A abdução do ombro, ou seja, a amplitude do movimento de afastamento com relação à linha mediana do corpo, fica limitada pela flexibilidade dos ligamentos, tanto no ombro como na cápsula articular, e também pelo úmero, ao colidir com o acrômio e a borda superior da cavidade glenoidal (i. e, síndrome do impacto do ombro). Por outro lado, a adução do ombro, ou seja, a amplitude do movimento de aproximação à linha mediana do corpo, fica também limitada pelo braço, ao encontrar o tronco. A amplitude do movimento de flexão do ombro fica limitada pelo retesamento do ligamento coracoumeral e da porção inferior da cápsula articular. A flexibilidade do ligamento coracoumeral influencia a amplitude do movimento de extensão do ombro, juntamente com o impacto do ombro. A rotação medial do ombro fica restringida pela flexibilidade dos ligamentos capsulares, enquanto a amplitude do movimento de rotação lateral fica limitada pela rigidez do ligamento coracoumeral e pelo retesamento da porção superior dos ligamentos capsulares. Ainda outros fatores intervenientes no movimento de elevação são o retesamento do ligamento costoclavicular, juntamente com a cápsula articular. Já para o movimento de abaixamento, os outros elementos limitantes são os ligamentos interclavicular e esternoclavicular. Finalmente, o movimento de protração fica limitado pelo retesamento nos ligamentos esternoclavicular anterior e costoclavicular posterior, enquanto o movimento de retração fica limitado pelo retesamento nos ligamentos esternoclavicular posterior e costoclavicular anterior.

Em todos os músculos do ombro, é importante que seja mantido equilíbrio adequado entre força e flexibilidade. As queixas comuns associadas à musculatura dos ombros, costas e tórax são: músculos tensos e espasmos musculares no pescoço (partes transversa e descendente do trapézio), ombro (trapézio, deltoide, supraespinal) e parte superior das costas (romboides e levantador da escápula). Curiosamente, em geral a tensão percebida nesses músculos é resultante da tensão inicial nos músculos antagonistas correspondentes. Em outras palavras, músculos tensos na parte superior do tórax foram responsáveis pela sensação de tensão na parte superior das costas. Músculos peitorais tensos (p. ex., peitoral maior) causam alongamento constante e de baixo grau nos músculos da parte superior das costas. No longo prazo, esse alongamento de baixo grau promoverá estiramento dos ligamentos e tendões associados aos músculos da parte superior das costas. Com o estiramento desses ligamentos e tendões, ocorrerá uma queda drástica no tônus dos músculos associados. Para recuperar o tônus perdido, é preciso que os músculos aumentem sua força de contração. Esse aumento de força, por sua vez, causará mais alongamento dos ligamentos e tendões e, para que esse efeito seja compensado, ocorrerá aumento ainda maior na contração muscular. Assim, tem início um ciclo vicioso.

A melhor maneira de prevenir ou interromper esse ciclo é fazer o alongamento dos músculos anteriores do ombro e do tórax. À medida que a flexibilidade desses músculos for aumentando, a rigidez dos músculos posteriores diminuirá. Imediatamente após o alongamento, os músculos ficam com sua força diminuída. Uma boa estratégia consiste em fazer o alongamento dos músculos opostos um pouco antes e imediatamente depois de trabalhar qualquer grupo muscular. Se isso for praticado três ou mais vezes por semana, certamente os músculos ficarão mais flexíveis e ganharão força. O alongamento também diminuirá a frequência da ocorrência de tensões para qualquer grupo de músculos. Além disso, é possível que ocorra impacto do ombro, diante de um quadro de equilíbrio inadequado entre força e flexibilidade dos músculos do ombro. O intervalo existente entre o úmero e o processo escapular é estreito; assim, qualquer coisa que limite ainda mais esse espaço – por exemplo, músculos tensos – poderá resultar em impacto, o que causará dor, enfraquecimento e perda de movimento.

Neste capítulo, muitas das instruções e ilustrações se referem ao lado esquerdo do corpo. Para o lado direito do corpo, podem ser empregados procedimentos similares, mas opostos. Embora os alongamentos deste capítulo sejam excelentes práticas gerais, algumas pessoas talvez necessitem de alongamentos extras. É importante que nos lembremos de alongar músculos específicos, e o alongamento deve envolver um ou mais movimentos na direção oposta aos movimentos do músculo-alvo. Por exemplo, se queremos alongar o serrátil anterior, devemos executar um movimento que envolva abaixamento, retração e adução do ombro. Diante de qualquer músculo que exiba alto grau de rigidez, devem-se utilizar pouquíssimos movimentos opostos simultaneamente. Para o alongamento de um peitoral maior muito tenso, deve-se começar fazendo extensão e rotação lateral do ombro. À medida que o músculo for se soltando, pode-se incorporar maior número de movimentos opostos simultâneos.

ALONGAMENTO DOS FLEXORES DO OMBRO, NÍVEL INICIANTE

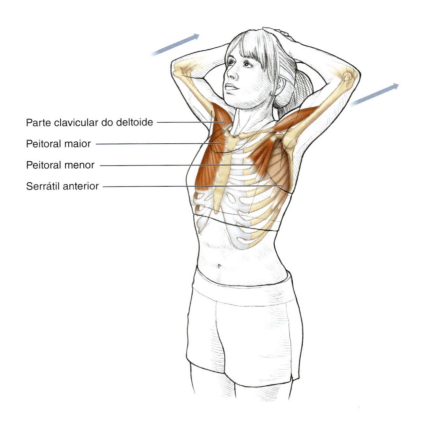

Parte clavicular do deltoide
Peitoral maior
Peitoral menor
Serrátil anterior

Execução

1. Fique em pé em posição ereta e entrelace os dedos das mãos.
2. Posicione suas mãos no topo da cabeça.
3. Contraia os músculos das costas e impulsione os cotovelos para trás – um na direção do outro.

Músculos alongados

Músculos mais alongados: peitoral maior, peitoral menor, parte clavicular do deltoide.
Músculo menos alongado: serrátil anterior.

Comentários

Má postura é a principal razão para o enrijecimento dos músculos flexores do ombro. Esse problema é comumente observado quando a pessoa se inclina para a frente ou trabalha com os braços estendidos para a frente. Em geral, o enrijecimento vem acompanhado por tensão nos extensores do pescoço. Nos casos em que ambos os grupos musculares estejam tensos, aumentam as chances de ocorrência de "pescoço de abutre", o que contribui para problemas respiratórios. Lesões, agudas ou por uso excessivo, causadoras de síndrome do impacto do ombro, bursite do ombro, tendinite do manguito rotador ou "ombro congelado", também podem causar retesamento aos flexores do ombro.

Se houver gravidade em qualquer desses eventos, será difícil fazer o alongamento dos flexores sem que a pessoa sinta dor. Esta atividade de alongamento resulta em baixa tensão na musculatura e, portanto, é facilmente tolerável. Se durante a prática desta atividade você perceber um menor alongamento, a estratégia mais apropriada será avançar para uma das demais atividades de alongamento dos flexores do ombro.

ALONGAMENTO DOS FLEXORES DO OMBRO, NÍVEL INTERMEDIÁRIO

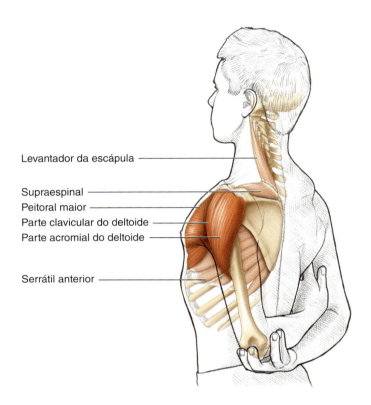

Execução

1. Fique em pé ou sente-se com as costas eretas em um banco, com o braço esquerdo atrás das costas e o cotovelo flexionado em aproximadamente 90°.
2. Posicione os pés afastados na largura dos ombros, com os dedos dos pés apontados para a frente.
3. Agarre o cotovelo, antebraço ou punho esquerdo, dependendo de sua flexibilidade, com a mão direita.
4. Puxe o braço esquerdo ao longo das costas, fazendo com que suba na direção do ombro direito.
5. Repita este alongamento com o outro braço.

Músculos alongados

Músculos mais alongados: peitoral maior esquerdo, parte clavicular do deltoide esquerdo, parte acromial do deltoide.

Músculos menos alongados: lado esquerdo – levantador da escápula, peitoral menor, supraespinal, serrátil anterior, coracobraquial.

Comentários

Este alongamento é excelente para corrigir um pescoço de abutre ou uma postura de ombros arredondados e encurvados – defeitos causados pela má postura. O alongamento também ajuda a aliviar a dor associada a problemas como impacto do ombro, bursite do ombro, tendinite do manguito rotador e ombro congelado. Este exercício proporciona um alongamento melhor em comparação ao alongamento dos flexores de ombro para iniciantes; contudo, é mais conveniente começar com este alongamento apenas depois de já ter ultrapassado o exercício para iniciantes, e se houver dificuldade em sentir algum alongamento com o exercício do nível iniciante.

Se não for possível alcançar o cotovelo, então segure o punho. Ao tracionar o punho, fica fácil puxar o braço pelas costas, mas deve-se ter em mente que o melhor efeito será conseguido se o movimento de tração for o de puxar para cima e em direção transversal. Além disso, mantenha o cotovelo travado em um ângulo de quase 90°. A mudança do alinhamento das costas também influenciará a amplitude do alongamento. Se não for possível manter as costas retas, é preferível arquear as costas em lugar de flexionar a cintura. Mas cuidado, pois é fácil perder o equilíbrio durante a execução deste alongamento, tanto ao arquear as costas como na posição em pé. Se houver dificuldade em manter o equilíbrio na posição em pé, faça este alongamento sentado em um banquinho ou cadeira.

ALONGAMENTO DOS FLEXORES DO OMBRO, NÍVEL AVANÇADO

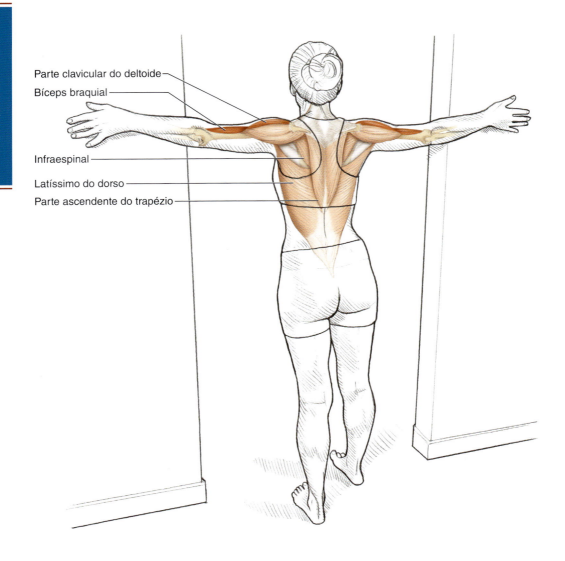

Execução

1. Fique em pé, de frente para um vão de porta ou canto de parede.
2. Posicione os pés com um afastamento igual à largura dos ombros. Um dos pés deve ficar ligeiramente à frente do outro.
3. Com os braços esticados, levante-os ao nível do ombro e coloque as palmas das mãos nas paredes ou no batente da porta, com os polegares voltados para cima.
4. Incline o corpo inteiro para a frente.

Músculos alongados

Músculos mais alongados: peitoral maior, parte clavicular do deltoide, coracobraquial, bíceps braquial.

Músculos menos alongados: infraespinal, latíssimo do dorso, subclávio, parte ascendente do trapézio.

Comentários

Este alongamento é excelente para a correção de um pescoço de abutre ou de ombros arredondados e encurvados – defeitos decorrentes da má postura. O alongamento também ajuda a aliviar a dor associada a problemas como impacto do ombro, bursite do ombro, tendinite do manguito rotador e ombro congelado. No entanto, se você estiver sofrendo algum dos problemas mencionados acima, será melhor começar com o alongamento para iniciantes e evoluir para o alongamento avançado. Este exercício proporciona um alongamento melhor do que os alongamentos dos flexores do ombro para iniciantes ou em nível intermediário, e deverá ser executado apenas se for possível tolerar a dor ou o desconforto que o exercício pode causar.

Para obter máximo benefício durante o alongamento, mantenha os cotovelos travados e a coluna vertebral ereta. Quanto maior a inclinação para a frente, melhor será o alongamento. A inclinação para a frente é controlada pela distância do pé à frente do tórax, na posição inicial. Portanto, posicione seu pé para a frente apenas o suficiente para a manutenção do equilíbrio. É possível fazer o alongamento dos extensores do pescoço simultaneamente com o alongamento dos flexores do ombro, mas sem que as mãos forcem a cabeça para baixo. Porém, se as mãos não estiverem pressionando a cabeça para baixo, o alongamento dos extensores do pescoço terá menor intensidade, em comparação com a prática isolada do exercício.

VARIAÇÃO

Alongamento dos flexores e abaixadores do ombro

Ao elevar os braços acima da posição paralela, torna-se possível incluir o peitoral menor como um dos principais músculos a serem alongados. Fique em pé, de frente para um vão de porta ou canto de parede, com os pés afastados na largura dos ombros e com um dos pés ligeiramente à frente do outro. Mantendo os braços retos, levante-os bem acima da cabeça e coloque as palmas das mãos nas paredes ou no batente da porta. Incline o corpo inteiro para a frente.

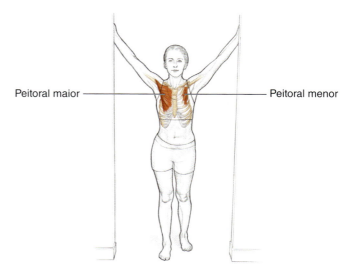

ALONGAMENTO ASSISTIDO DOS FLEXORES DO OMBRO E DO COTOVELO

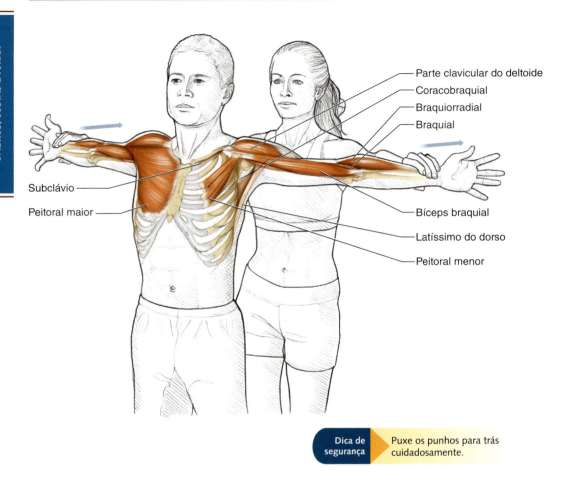

Dica de segurança: Puxe os punhos para trás cuidadosamente.

Execução

1. Fique em pé ou sente-se no chão para ter mais estabilidade.
2. Se estiver em pé, posicione os pés com um afastamento igual à largura dos ombros. Um dos pés deve estar ligeiramente à frente do outro. Se estiver sentado no chão, estenda as duas pernas à sua frente.
3. Estenda os dois braços paralelamente ao chão.
4. Aponte as mãos um pouco para trás.
5. Peça a um parceiro ficar atrás de você, voltado para suas costas, e prender firmemente cada braço, segurando no punho.
6. O parceiro deve puxar os punhos um em direção ao outro e deve ter o cuidado de não esticar excessivamente a articulação.

Músculos alongados

Músculos mais alongados: peitoral maior, peitoral menor, parte clavicular do deltoide, coracobraquial, bíceps braquial, braquial, braquiorradial.

Músculos menos alongados: latíssimo do dorso, parte ascendente do trapézio, subclávio.

Comentários

Este alongamento é excelente para a correção de pescoço de abutre ou de ombros arredondados e encurvados – condições causadas pela má postura. O alongamento também ajuda a aliviar a dor associada a problemas como impacto do ombro, bursite do ombro, tendinite do manguito rotador e ombro congelado. Além disso, este alongamento ajuda a evitar o que muitos conhecem como "ressalto muscular" (i. e, ombros arredondados e projetados para a frente), em combinação com a incapacidade de estender completamente os braços. Esta atividade de alongamento é um dos melhores exercícios para os flexores do ombro e do cotovelo. O parceiro pode modificar o alongamento de modo a adaptá-lo de uma fase para iniciantes até o nível avançado; para tanto, simplesmente fará o alongamento até o seu limite de tolerância à dor.

É importante que o parceiro que esteja ajudando com este alongamento não se torne excessivamente agressivo ao tracionar ambos os punhos. Um alongamento excessivamente agressivo poderá resultar em distensões musculares e, em casos extremos, até mesmo em luxação do ombro. Além disso, à medida que os punhos vão se aproximando um do outro, as pessoas tendem a se inclinar para trás, na tentativa de diminuir a dor. Se você constatar que está se inclinado para trás, uma boa estratégia consiste em dobrar a cintura e se inclinar ligeiramente para a frente no início do alongamento.

ALONGAMENTO DOS FLEXORES, ABAIXADORES E RETRATORES DO OMBRO, POSIÇÃO SENTADA

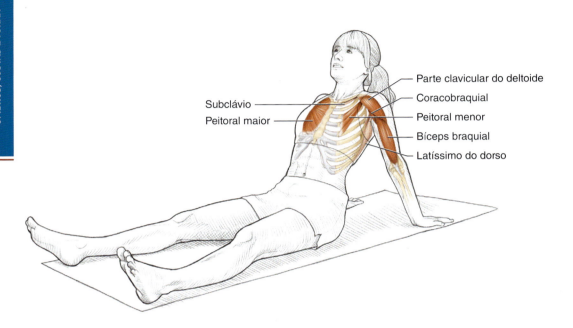

Execução

1. Sente-se no chão com as pernas estendidas.
2. Mantendo os braços esticados, coloque as palmas das mãos no chão, cerca de 30 cm atrás dos quadris; os dedos devem ficar apontados para trás.
3. Mantendo os braços esticados, incline-se para trás, na direção do chão.

Músculos alongados

Músculos mais alongados: peitoral maior, parte clavicular do deltoide, coracobraquial, bíceps braquial, peitoral menor.

Músculos menos alongados: latíssimo do dorso, parte ascendente do trapézio, subclávio, romboides.

Comentários

Esta atividade de alongamento é um dos melhores exercícios não assistidos para o alongamento simultâneo dos flexores do ombro e do cotovelo. Trata-se de excelente alongamento para corrigir um pescoço de abutre ou os ombros arredondados e curvados, problemas decorrentes da má postura. Também ajuda a aliviar a dor associada a problemas como impacto do ombro, bursite do ombro, tendinite do manguito rotador e ombro congelado. Além disso, este alongamento também ajudará a evitar o que muitas pessoas chamam de "ressalto muscular", isto é, ombros arredondados e projetados para a frente, em combinação com a incapacidade de esticar completamente os braços.

Para maximizar o alongamento, mantenha os braços estendidos. Se houver dificuldade em evitar que os braços flexionem, posicione as mãos mais perto dos quadris. O posicionamento das mãos em um local mais distante dos quadris pode ampliar o alongamento. Para evitar que o corpo escorregue pelo chão, uma boa solução consiste em apoiar as plantas dos pés contra a parede. Se você se sentar em um colchonete com as mãos posicionadas em uma superfície dura, o alongamento será reforçado e você se sentirá mais confortável.

OMBROS, COSTAS E TÓRAX

ALONGAMENTO DOS EXTENSORES, ADUTORES E RETRATORES DO OMBRO, NÍVEL INICIANTE

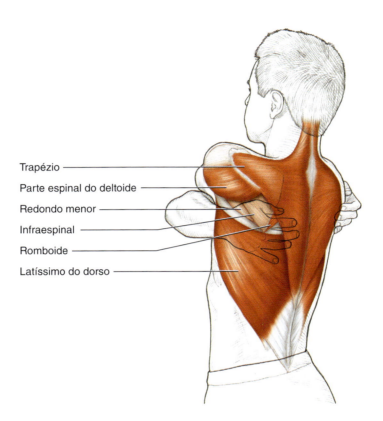

Trapézio
Parte espinal do deltoide
Redondo menor
Infraespinal
Romboide
Latíssimo do dorso

Execução

1. Fique em pé; os pés devem estar afastados na largura dos ombros, os dedos devem apontar diretamente para a frente.
2. Posicione seus braços em torno dos ombros como se estivesse se abraçando, colocando em cima o braço que esteja mais confortável.
3. Projete seus ombros para a frente.

Músculos alongados

Músculos mais alongados: parte espinal do deltoide, latíssimo do dorso, trapézio, romboides.
Músculos menos alongados: redondo menor, infraespinal.

Comentários

A má postura sobrecarrega os deltoides, latíssimos, trapézios e romboides, causando tensão. Este alongamento alivia muitos dos incômodos e dores entre as escápulas. Por outro lado, esses músculos também podem ficar tensos por desuso, ou pela prática de atividades limitadas com os braços abaixo do nível do ombro. O retesamento nesses músculos faz com que seja mais difícil e doloroso qualquer trabalho exercido acima da cabeça, por exemplo, pintar um teto, lavar janelas muito altas ou praticar a elevação de halteres acima da cabeça. Essa atividade faz com que o alongamento aja com baixa intensidade na musculatura; portanto, é a melhor opção para se começar, se a musculatura estiver extremamente tensa. Por outro lado, a execução deste alongamento ajuda a aliviar a dor associada a problemas como síndrome do impacto do ombro, bursite no ombro, tendinite do manguito rotador e ombro congelado.

ALONGAMENTO DOS EXTENSORES, ADUTORES E RETRATORES DO OMBRO, NÍVEL INTERMEDIÁRIO

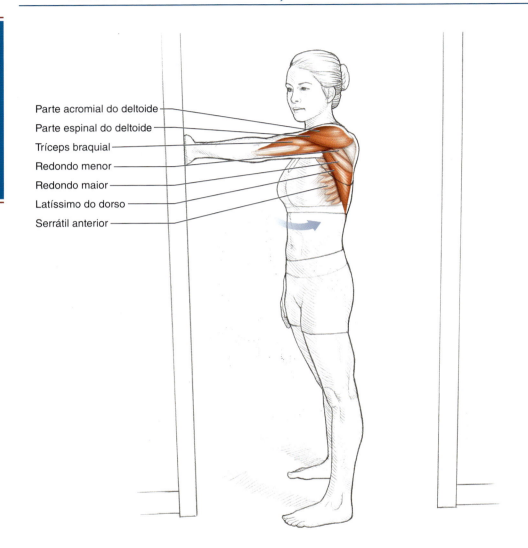

Parte acromial do deltoide
Parte espinal do deltoide
Tríceps braquial
Redondo menor
Redondo maior
Latíssimo do dorso
Serrátil anterior

Execução

1. Fique em pé sob um vão de porta, de frente para o batente. O batente da porta deve estar alinhado com o ombro direito.
2. Posicione os pés com um afastamento igual à largura dos ombros, os dedos dos pés devem apontar para a frente.
3. Mobilize o braço esquerdo pela frente do corpo, em direção ao ombro direito.
4. Com o polegar apontado para baixo, agarre o batente da porta ao nível do ombro.
5. Gire o tronco para dentro até sentir um alongamento na parte posterior do ombro esquerdo.
6. Repita esses passos com o outro braço.

Músculos alongados

Músculos mais alongados: lado esquerdo – parte espinal do deltoide, parte acromial do deltoide, latíssimo do dorso, tríceps braquial, parte transversa do trapézio, romboides.

Músculos menos alongados: lado esquerdo – redondo maior, redondo menor, supraespinal, serrátil anterior.

Comentários

A má postura sobrecarrega os deltoides, latíssimos, tríceps, trapézios e romboides, causando tensão. Este alongamento intermediário promove maior alongamento desses músculos e alivia muitos dos incômodos e dores entre as escápulas, de maneira mais eficiente do que com o alongamento para iniciantes. Por outro lado, esses músculos também podem ficar retesados em função do desuso ou pela pouca prática de atividades com os braços abaixo do nível do ombro. A tensão nesses músculos faz com que seja mais difícil e doloroso executar qualquer trabalho acima da cabeça. Em comparação com o alongamento básico para os extensores, adutores e retratores do ombro, essa atividade promove maior alongamento da musculatura. Além disso, a execução deste alongamento ajuda a aliviar a dor associada a problemas como síndrome do impacto do ombro, bursite no ombro, tendinite do manguito rotador e ombro congelado.

Para que seja obtido o máximo benefício com este alongamento, é preciso que o cotovelo permaneça travado. Com o tempo, à medida que os músculos forem se tornando mais flexíveis, será preciso segurar o batente da porta acima do nível do ombro, para que o cotovelo permaneça travado. A elevação da mão não diminui os principais benefícios obtidos com este alongamento. No entanto, conforme a mão for se elevando acima do nível do ombro, ocorrerá redução do alongamento nos romboides e aumento do alongamento no serrátil anterior.

ALONGAMENTO DOS ADUTORES, PROTRATORES E ELEVADORES DO OMBRO

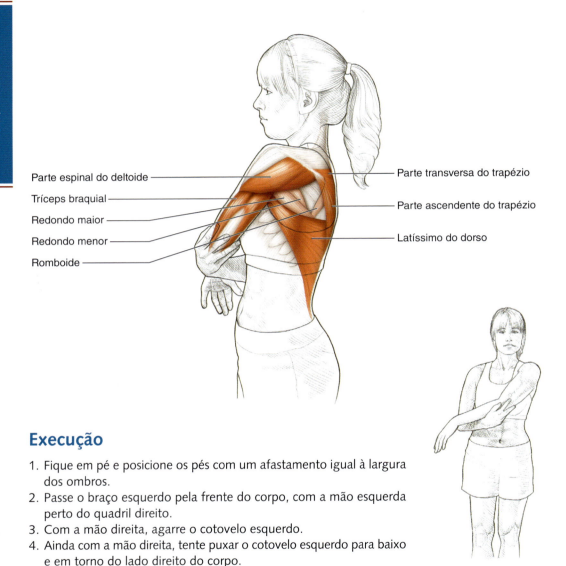

Execução

1. Fique em pé e posicione os pés com um afastamento igual à largura dos ombros.
2. Passe o braço esquerdo pela frente do corpo, com a mão esquerda perto do quadril direito.
3. Com a mão direita, agarre o cotovelo esquerdo.
4. Ainda com a mão direita, tente puxar o cotovelo esquerdo para baixo e em torno do lado direito do corpo.
5. Repita esses passos com o outro braço.

Músculos alongados

Músculos mais alongados: lado esquerdo – parte espinal do deltoide, latíssimo do dorso, tríceps braquial, partes ascendente e transversa do trapézio.

Músculos menos alongados: lado esquerdo – redondo maior, redondo menor, supraespinal, levantador da escápula, romboides.

Comentários

A ocorrência de tensão nos deltoides, latíssimos, tríceps e trapézios faz com que qualquer trabalho com os braços acima da cabeça se torne mais difícil e doloroso. Assim, este alongamento facilita a execução de qualquer ação de arremesso, bem como atividades caseiras, como pintura e limpeza de janelas. Além disso, a prática deste alongamento pode ajudar a aliviar a dor associada a problemas como impacto do ombro, bursite do ombro, tendinite do manguito rotador e ombro congelado.

Para que os efeitos do alongamento sejam maximizados, não levante o ombro nem flexione a cintura. Se não for possível mobilizar a mão até o quadril, tente chegar o mais perto possível. Desde que o braço fique abaixo dos ombros, o alongamento será eficaz.

VARIAÇÃO

Alongamento dos adutores, protratores e elevadores do ombro, acima da cabeça

O ato de mobilizar o braço acima do ombro faz com que os músculos elevadores e protratores fiquem mais alongados, além de aumentar os benefícios para as atividades realizadas bem acima da cabeça. Fique em pé e posicione os pés com um afastamento igual à largura dos ombros. Levante a mão esquerda bem acima da cabeça e erga o braço esquerdo até que fique contra o lado esquerdo da cabeça. Em seguida, com a mão direita, agarre o cotovelo esquerdo e tente puxá-lo para trás da cabeça, ultrapassando a orelha esquerda. Repita esses passos com o outro braço.

Redondo maior
Redondo menor
Romboide
Latíssimo do dorso

Tríceps braquial
Parte espinal do deltoide
Parte transversa do trapézio
Parte ascendente do trapézio

OMBROS, COSTAS E TÓRAX

ALONGAMENTO DOS ADUTORES E EXTENSORES DO OMBRO

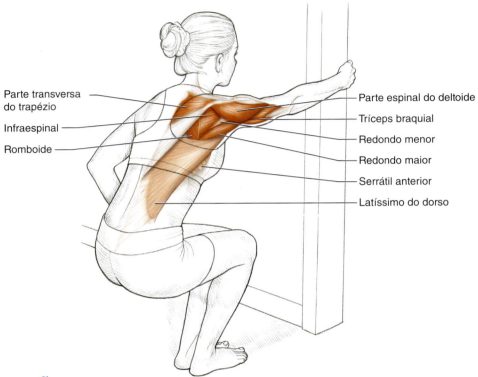

Execução

1. Agache-se de frente para um vão de porta, com o ombro direito alinhado com o lado esquerdo do batente da porta.
2. Faça com que seu braço direito avance até o vão da porta. Agarre com a mão direita a parte interna do batente da porta ao nível do ombro.
3. Enquanto mantém o braço direito estendido e os pés firmemente apoiados, abaixe as nádegas em direção ao chão.
4. Repita esses passos com o outro braço.

Músculos alongados

Músculos mais alongados: lado direito – parte espinal do deltoide, parte transversa do trapézio, tríceps braquial, redondo maior, romboides, infraespinal.

Músculos menos alongados: lado direito – latíssimo do dorso, redondo menor, supraespinal, serrátil anterior.

Comentários

Embora a má postura tenha efeito negativo em ambos os lados do corpo e resulte em rigidez total, a maioria das pessoas usa um braço mais do que o outro, de modo que os músculos de um lado podem se tornar mais tensos por causa do desuso. Isso é particularmente possível ao se realizar qualquer trabalho com movimentos acima da cabeça, como pintura, lavagem de janelas ou flexões de braços acima da cabeça. Essas atividades podem se tornar mais difíceis e dolorosas. Assim, em alguns casos, talvez seja preciso alongar mais um lado do que o outro. Tendo em vista que este alongamento mimetiza o trabalho envolvendo movimentos acima da cabeça e com o uso de apenas um dos braços, o exercício se presta mais a problemas causados pela existência de maior retesamento em um dos lados. Do mesmo modo, por fazer o alongamento de um dos lados isoladamente e com a ajuda da gravidade, essa modalidade permite maior alongamento, em comparação com qualquer dos outros alongamentos que trabalham músculos semelhantes. Além disso, este alongamento alivia muitos dos incômodos e dores sentidos entre as escápulas.

Um agachamento mais baixo promove maior alongamento, mas aumenta a pressão e a distensão incidentes nas articulações do joelho. Portanto, você deve tomar o cuidado de não agachar tanto a ponto de sentir dor nas pernas ou nos joelhos. Para diminuir a distensão nos joelhos, mude o ponto onde você está agarrando o batente da porta. Mas a alteração da posição de pegada no batente influencia a quantidade de alongamento aplicado aos diversos músculos envolvidos (ver variação). Independentemente de onde você agarrar o batente da porta, mantenha as costas retas ou arqueadas. Não se incline para a frente flexionando a cintura. Para obter um alongamento ainda maior, faça rotação medial do tronco.

VARIAÇÃO

Alongamento dos adutores e extensores do ombro, acima da cabeça

Ao agarrar a parte interna do batente da porta acima do nível da cabeça, diminui-se o alongamento na parte transversa do trapézio, e essa posição permite maior alongamento da parte espinal do deltoide, latíssimo do dorso, tríceps braquial, redondo maior e infraespinal. Inicie o alongamento agachando-se em frente a um vão de porta, com o ombro direito alinhado com o lado esquerdo do batente da porta. Faça com que seu braço direito avance até o vão da porta e, com a mão direita, agarre a parte interna do batente em um local situado alguns centímetros acima de sua cabeça. Aumente o alongamento abaixando suas nádegas em direção ao chão. Repita novamente com o outro lado.

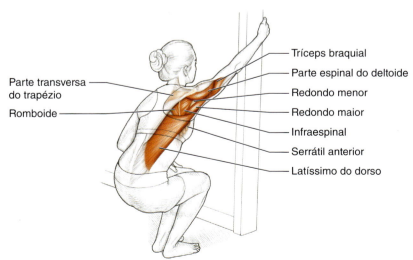

ALONGAMENTO ASSISTIDO DOS ABDUTORES DO OMBRO

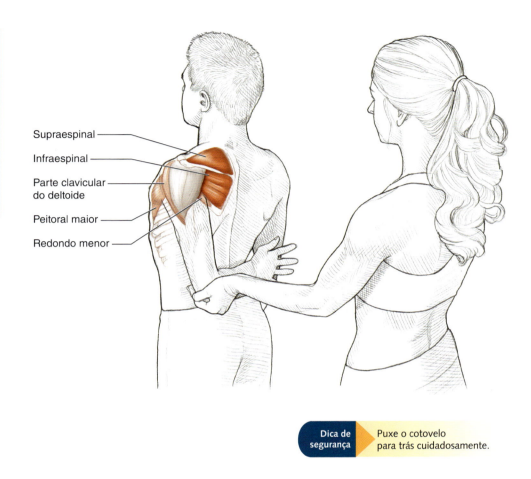

Dica de segurança: Puxe o cotovelo para trás cuidadosamente.

Execução

1. Fique em pé; posicione os pés com um afastamento igual à largura dos ombros, com os dedos do pé apontando para a frente.
2. Mobilize seu braço esquerdo por trás das costas, com o cotovelo flexionado em 90°.
3. Peça a um parceiro que fique atrás de você, de frente para as suas costas, e que segure seu cotovelo esquerdo.
4. Seu parceiro deve puxar cuidadosamente o cotovelo para trás e para cima em direção à cabeça, tomando cuidado para não puxar de repente ou com muita força.
5. Repita esses passos com o outro braço.

Músculos alongados

Músculos mais alongados: lado esquerdo – supraespinal, infraespinal.

Músculos menos alongados: lado esquerdo – parte clavicular do deltoide, peitoral maior, redondo menor, coracobraquial.

Comentários

Os músculos supraespinal e infraespinal podem ficar retesados com atividades que envolvam ações repetidas de empurrar para a frente, por exemplo, ao manobrar um cortador de grama; ou de puxar para baixo, por exemplo, ao levantar um objeto pesado do chão usando um sistema de polias e roldanas. O músculo supraespinal, em particular, está sempre trabalhando durante movimentos acima da cabeça, portanto, facilmente poderá ocorrer distensão desse músculo se ele ficar fatigado. Este alongamento também pode ajudar a aliviar a dor associada a problemas como impacto do ombro, bursite do ombro, tendinite do manguito rotador e ombro congelado.

Se alguma vez alguém torceu seu braço atrás das costas, você sabe que esse movimento pode ser muito doloroso. A dor aumentará se esses músculos estiverem muito tensos. Portanto, a pessoa que vai ajudá-lo neste alongamento deverá proceder lentamente ao puxar o braço para cima e para trás.

OMBROS, COSTAS E TÓRAX

CAPÍTULO 3
BRAÇOS, PUNHOS E MÃOS

A principal articulação do braço, o cotovelo, é composta por três ossos. No corpo, o rádio ocupa uma posição proximal, enquanto o rádio e a ulna são distais. O cotovelo é uma articulação em gínglimo (i. e, em dobradiça), assim, apenas tem a capacidade de flexão ou extensão. Como resultado, os músculos que flexionam o cotovelo (bíceps braquial, braquial, braquiorradial, pronador redondo) se situam anteriormente (na frente; Fig. 3.1), enquanto os músculos extensores (ancôneo, tríceps braquial) estão localizados posteriormente (na parte de trás; Fig. 3.2).

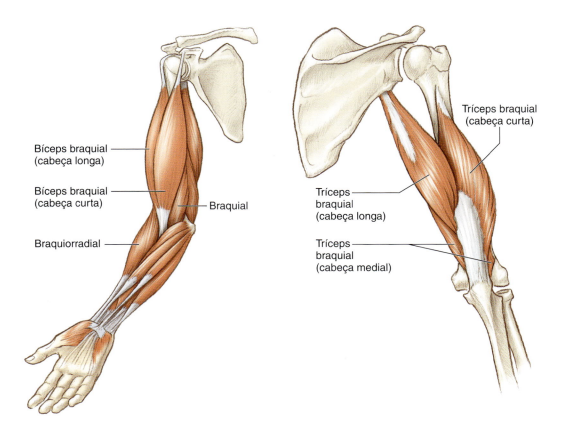

Figura 3.1 Músculos bíceps braquial, braquial e braquiorradial.

Figura 3.2 Músculo tríceps braquial.

Os ligamentos que ajudam a manter no lugar os três ossos da articulação do cotovelo são o ligamento da cápsula articular, o ligamento colateral radial e o ligamento colateral ulnar. O rádio recebe seu nome graças à capacidade de rolar sobre a ulna, e essa habilidade permite que a palma da mão se volte para a frente (em supinação) ou para trás (em pronação). A cabeça do rádio está conectada à ulna por meio do ligamento anular. Há dois músculos que fazem o movimento de supinação (bíceps braquial e supinador) e outros dois músculos que fazem pronação (pronador redondo e pronador quadrado). Os músculos pronadores estão localizados de modo que lhes permite tracionar a face distal do rádio em direção ao centro do corpo; por sua vez, os músculos supinadores estão situados de modo a afastar do corpo a face distal do rádio.

O grau possível de flexão do cotovelo fica limitado principalmente pelo contato do antebraço com os músculos anteriores do braço, bem como pela parte anterior das extremidades proximais do rádio e da ulna em contato com a parte anterior da extremidade distal do úmero. Mas a rigidez dos extensores do cotovelo, juntamente com a força dos flexores do cotovelo e a flexibilidade das porções posteriores dos ligamentos capsular, colateral radial e colateral ulnar, também controla a amplitude de movimento. Esses fatores podem ser alterados pelo alongamento.

Embora os principais movimentos no punho sejam de flexão e extensão, essa é uma articulação deslizante, e não uma verdadeira articulação em gínglimo. O deslizamento é possível porque o punho consiste nas extremidades distais do rádio e da ulna e dos oito ossos do punho, ou carpais. Assim, além da flexão e extensão, o punho pode fazer os movimentos de abdução (desvio radial) e adução (desvio ulnar). Os ossos carpais são mantidos juntos principalmente pelas várias cápsulas articulares existentes, pelo ligamento radiocarpal palmar e pelo ligamento radiocarpal dorsal. Curiosamente, a maioria dos músculos que controlam os movimentos dos punhos, mãos e dedos está localizada no cotovelo ou em suas proximidades. Por essa razão, o ventre do músculo se situa perto do cotovelo, e os tendões cruzam o punho e se inserem nos ossos do punho (carpais), da mão (metacarpais) e dos dedos (falanges). Visto existirem apenas tendões nos punhos e nas mãos, isso evita que essas partes fiquem muito volumosas, em decorrência do aumento de tamanho característico da musculatura.

De modo parecido com os músculos que movimentam o cotovelo, todos os flexores do punho (flexor radial do carpo, flexor ulnar do carpo e palmar longo) e a maioria dos flexores dos dedos (flexor profundo dos dedos, flexor superficial dos dedos e flexor longo do polegar) se localizam no compartimento anterior do antebraço (Fig. 3.3a). Por outro lado, todos os extensores do punho (extensor radial curto do carpo, extensor radial longo do carpo, extensor ulnar do carpo, extensor dos dedos) e extensores dos dedos (extensor dos dedos, extensor do dedo mínimo, extensor do indicador) se localizam no compartimento posterior do antebraço (Fig. 3.3b). Os músculos que avançam ao longo do rádio, os quais possuem "radial" em seus nomes, realizam desvio ulnar ou abdução do punho. Já os músculos que avançam ao longo da ulna, que têm "ulnar" em seus nomes, fazem desvio radial ou adução do punho. Imediatamente antes de cruzar o punho, os tendões desses músculos ficam firmemente ancorados por espessas faixas de tecido denominadas retináculo dos flexores e retináculo dos extensores. Por passarem por baixo do retináculo nos carpais (ossos do punho), diz-se que os tendões estão em um túnel do carpo. Considerando o agrupamento dos tendões, cada tendão está circundado por uma bainha escorregadia, cujo objetivo é minimizar o atrito.

As amplitudes de movimento para flexão do punho, extensão do punho, desvio radial e desvio ulnar ficam, todas, limitadas pela força dos músculos agonistas, pela flexibilidade dos músculos antagonistas, pela rigidez dos ligamentos dorsais e palmares e pelo impacto do punho (apenas para o desvio ulnar). Curiosamente, todos esses fatores, exceto o impacto do punho, podem ser alterados por meio de exercícios de alongamento.

BRAÇOS, PUNHOS E MÃOS

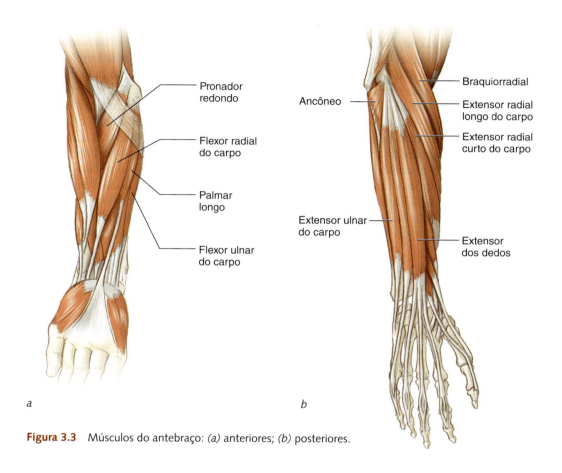

Figura 3.3 Músculos do antebraço: *(a)* anteriores; *(b)* posteriores.

Ao alongarmos os músculos que movem os cotovelos e punhos, ajudamos a aliviar e, por vezes, a evitar lesões por uso excessivo. Por oferecer maior resistência aos movimentos opostos, é fácil que um músculo retesado venha a sofrer lesão. Quando os músculos extensores do punho estão tensos, a dor surge na face lateral (externa) do cotovelo. No mundo dos esportes, essa dor é conhecida como cotovelo de tenista. Os músculos flexores do punho, por outro lado, podem causar dor no lado oposto (medial) do cotovelo. Esse tipo de dor é comumente conhecido como cotovelo de golfista. Por outro lado, a presença de tensão tanto nos extensores como nos flexores do punho em decorrência de hiperextensão ou flexão constantes do punho poderá causar maior atrito, inflamação e lesões por uso excessivo, como a síndrome do túnel do carpo. Pessoas envolvidas em tarefas motoras estáticas ou finas, como o uso do teclado de computador, uso do *mouse*, carpintaria ou alpinismo, demonstram maior propensão a sofrer dessa condição. Para prevenir e aliviar o problema, especialistas em reabilitação incentivam que as pessoas façam pausas no trabalho, que devem ser aproveitadas para realizar alongamento dos flexores e extensores do punho, como uma forma de ajudar a fortalecer e soltar músculos e tendões.

Muitas das instruções e ilustrações deste capítulo se referem ao lado esquerdo do corpo. Para o lado direito, devem ser usados procedimentos semelhantes, mas opostos. Os alongamentos deste capítulo são excelentes exercícios gerais para todos os músculos do braço. No entanto, algumas pessoas talvez precisem mobilizar um músculo ou grupo muscular específico e, assim, exigirão alongamentos mais adequados às suas necessidades. Alongamentos musculares específicos requerem o envolvimento de um ou mais movimentos na direção oposta aos movimentos do músculo-alvo. Por exemplo, se quisermos alongar o flexor radial do carpo, devemos executar um movimento que envolva extensão do punho e desvio radial. Mas, no caso de um músculo com alto grau de rigidez, será preciso usar menos movimentos opostos simultâneos. Por exemplo, para alongar um flexor radial do carpo muito tenso, comece fazendo apenas um desvio radial. Com o tempo, conforme o músculo for se soltando, será possível incorporar mais movimentos opostos simultâneos.

ALONGAMENTO DO TRÍCEPS BRAQUIAL

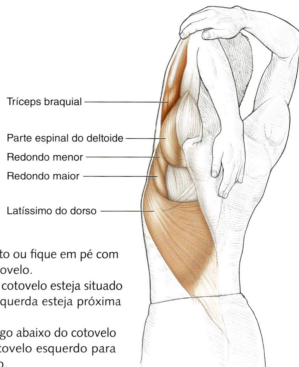

Tríceps braquial

Parte espinal do deltoide
Redondo menor
Redondo maior

Latíssimo do dorso

Execução

1. Sente-se em uma cadeira com encosto ou fique em pé com o braço esquerdo flexionado no cotovelo.
2. Levante o braço esquerdo até que o cotovelo esteja situado junto à orelha esquerda e a mão esquerda esteja próxima da escápula direita.
3. Com a mão direita, agarre o braço logo abaixo do cotovelo esquerdo e puxe ou empurre o cotovelo esquerdo para trás da cabeça e em direção ao chão.
4. Repita esses passos com o outro braço.

Músculos alongados

Músculo mais alongado: tríceps braquial esquerdo.
Músculos menos alongados: lado esquerdo – latíssimo do dorso, redondo maior, redondo menor, parte espinal do deltoide.

Comentários

Tensão nos músculos extensores do cotovelo é a principal causa do cotovelo de tenista, isto é, a dor na face do cotovelo durante os movimentos do braço. Em geral, essa tensão é causada por excesso de trabalho ou distensão desses músculos, ou ainda pelo trabalho contra resistência com o braço totalmente estendido. Portanto, qualquer atividade que use esses músculos poderá resultar em um quadro de tensão. Consequentemente, este alongamento trará benefícios não apenas para os tenistas, mas também para os nadadores. Alternativamente, poderá ocorrer distensão se o músculo sofrer alongamento excessivo de forma constante por flexores do cotovelo tensos, ou se o braço estiver limitado pela musculatura (i. e., incapacidade de estender completamente o braço).

A prática deste alongamento com a pessoa sentada em uma cadeira com encosto permite melhor controle do equilíbrio. Com o corpo equilibrado, será possível aplicar maior força de alongamento. Além disso, não execute este alongamento por períodos prolongados, pois sua prática reduz em muito o fluxo sanguíneo para o ombro.

ALONGAMENTO DOS FLEXORES DO COTOVELO

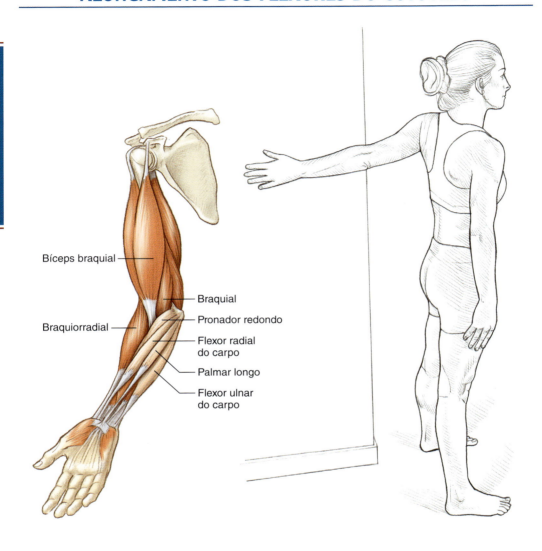

Execução

1. Fique em pé, de frente para um vão de porta, à distância de um braço esticado.
2. Levante o braço esquerdo até o nível do ombro, mantendo-o estendido.
3. Agarre a borda mais distante do batente da porta, com o polegar apontando para cima.
4. Mantendo o cotovelo e o punho esquerdos em linha reta, gire o tronco para trás, na direção do batente da porta.
5. Repita esses passos com o outro braço.

Músculos alongados

Músculos mais alongados: lado esquerdo – braquial, braquiorradial, bíceps braquial.

Músculos menos alongados: lado esquerdo – supinador, pronador redondo, flexor radial do carpo, flexor ulnar do carpo, palmar longo.

Comentários

Esses músculos flexores facilmente ficam retesados, em decorrência do excesso de trabalho com o cotovelo em uma posição dobrada, por exemplo, ao carregar caixas pesadas ou ao fazer flexões com halteres fixos ou de pesos móveis. Com esses músculos tensos, o braço não pode ser completamente esticado e a pessoa exibe o que é comumente conhecido como ressalto muscular. Essa tensão causa dor na face medial do cotovelo, o chamado cotovelo de golfista. No entanto, a dor não se limita aos jogadores de golfe e pode afetar outras pessoas, como carpinteiros, alpinistas, massoterapeutas e halterofilistas. Além disso, o alongamento desses músculos flexores pode trazer alívio para pessoas que sofrem de síndrome do túnel do carpo.

Este alongamento ficará facilitado se você segurar uma barra vertical firmemente fixada. Segure a barra com firmeza, para que sua mão não deslize ao longo de sua extensão, mas não agarre com muita força, pois um aperto muito firme praticamente eliminaria o efeito do alongamento no grupo dos músculos menos alongados. Além disso, será mais difícil manter o cotovelo reto – e é preciso que o cotovelo fique estendido para que o alongamento seja efetivo. É preferível levantar o braço ao nível dos ombros, como forma de garantir que todos os músculos sejam beneficiados com a mesma quantidade de alongamento. No entanto, o alongamento será eficaz, não importando a altura em que o braço foi levantado.

ALONGAMENTO DOS FLEXORES DO COTOVELO E DO PUNHO

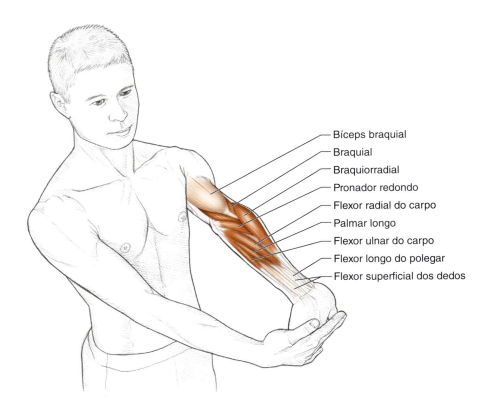

Execução

1. Fique em pé e posicione os pés afastados na largura dos ombros, com os dedos dos pés apontados para a frente.
2. Estique o braço esquerdo à sua frente na altura do ombro, com o cotovelo reto e o antebraço supinado (i. e, voltado para cima).
3. Hiperestenda o punho esquerdo, de modo que os dedos apontem para o chão.
4. Agarre os dedos esquerdos com a mão direita e puxe os dedos para trás na direção do cotovelo.
5. Repita esses passos com o outro braço.

Músculos alongados

Músculos mais alongados: lado esquerdo – braquial, braquiorradial, pronador redondo, flexor radial do carpo, flexor ulnar do carpo, palmar longo.

Músculos menos alongados: lado esquerdo – bíceps braquial, flexor superficial dos dedos, flexor profundo dos dedos, flexor longo do polegar.

Comentários

É muito fácil que esses músculos flexores fiquem tensos em decorrência de trabalhos estáticos, como é o caso dos digitadores. Por outro lado, qualquer ocupação que exija grandes volumes de trabalho com o braço pode fazer com que esses músculos fiquem tensos. Esse retesamento causa dor na face medial do cotovelo, o que é normalmente conhecido como cotovelo de golfista. No entanto, a dor não se limita aos jogadores de golfe e pode afetar outras pessoas, como carpinteiros, alpinistas e massoterapeutas. Além disso, o alongamento desses músculos flexores pode ajudar a trazer alívio para pessoas com síndrome do túnel do carpo.

Tenha cuidado ao executar este alongamento. Se sentir alguma dor no cotovelo, punho ou nas articulações dos dedos, reduza a tensão – ou poderá sofrer lesão articular.

ALONGAMENTO DO ANCÔNEO

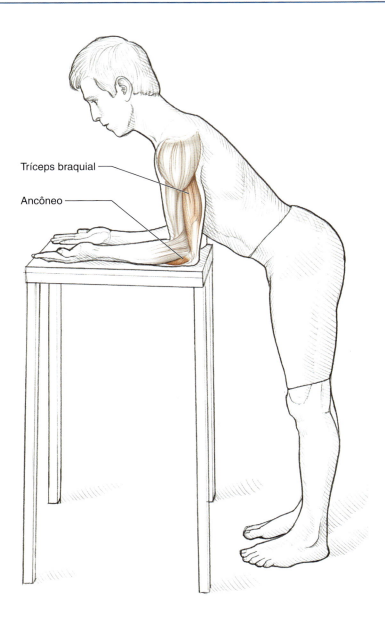

Tríceps braquial
Ancôneo

Execução

1. Fique em pé ou sentado (costas eretas) de frente para uma mesa com uma altura aproximadamente igual à da sua cintura.
2. Flexione os cotovelos e descanse os antebraços sobre a mesa, com as palmas das mãos voltadas para cima.
3. Incline-se para a frente, mobilizando o tórax na direção da mesa.

Músculos alongados

Músculo mais alongado: ancôneo.
Músculo menos alongado: tríceps braquial.

Comentários

Tensão nos músculos extensores do cotovelo é a principal causa do cotovelo de tenista, isto é, a dor na face lateral do cotovelo durante movimentos do braço. Em geral essa tensão é causada por sobrecarga ou por distensão desses músculos. Portanto, qualquer atividade que use esses músculos poderá causar tensão. Embora o tríceps braquial seja o principal músculo usado na extensão do cotovelo, o ancôneo passa a ser fator importante quando o braço é flexionado e o antebraço é pronado. Assim, jogadores de tênis que usam principalmente golpes de *forehand* junto ao corpo, ou pessoas com "ressalto muscular" (incapazes de esticar os braços) serão muito beneficiados com este alongamento.

Para um alongamento máximo, mantenha os antebraços e os cotovelos colados à mesa.

ALONGAMENTO DOS PRONADORES DO ANTEBRAÇO, COM HALTERE

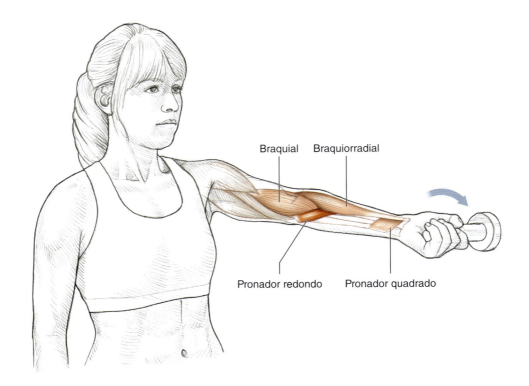

Execução

1. Fique em pé e posicione os pés afastados na largura dos ombros, com os dedos dos pés apontados para a frente.
2. Com a mão esquerda, segure um haltere leve com uma anilha de peso presa apenas a uma de suas extremidades; a ponta mais pesada deve estar afastada do polegar.
3. Projete o braço esquerdo à sua frente na altura do ombro, com o cotovelo reto e o antebraço supinado (a parte superior do peso à esquerda do polegar).
4. Posicione o antebraço em hipersupinação (gire o punho em direção ao polegar), de modo que a ponta pesada do haltere fique voltada para o chão.
5. Repita esses passos com o outro braço.

Músculos alongados

Músculo mais alongado: pronador redondo esquerdo.
Músculos menos alongados: lado esquerdo – braquial, braquiorradial, pronador quadrado.

Comentários

A contratura de pronação, isto é, a ocorrência de extremo retesamento nos músculos pronadores, é causada principalmente por hipertonicidade (músculo encurtado e rígido) no pronador redondo. Essa hipertonicidade pode causar compressão do nervo medial, ou síndrome do pronador redondo. Os sintomas são percebidos como dor e fraqueza nas faces anteriores do antebraço e da mão. A síndrome do pronador redondo é uma decorrência do uso excessivo desse músculo com a prática de atividades ocupacionais repetitivas, como martelar, limpar peixe ou realizar qualquer atividade que exija manipulação contínua de ferramentas. As mulheres são mais afetadas que os homens, embora a razão para tal fato não seja clara. A prática regular de alongamento do pronador redondo pode ajudar a diminuir a possibilidade de formação de contraturas.

Tenha o cuidado de não usar um haltere muito pesado. Comece com uma anilha bem leve em uma das extremidades do haltere e aumente gradativamente o peso à medida que for se acostumando com o alongamento. Na verdade, nem mesmo há necessidade de usar um haltere. Qualquer objeto que tenha um peso leve em uma das pontas de um cabo (p. ex., um martelo) funcionará de modo igualmente adequado. Além disso, este alongamento pode ser executado na posição sentada ou em pé, com o braço inteiro repousado sobre uma superfície plana e o punho e a mão estendidos, ultrapassando a borda da superfície. Se for utilizado um suporte, tente manter o ângulo do ombro próximo dos 90°.

ALONGAMENTO DOS SUPINADORES DO ANTEBRAÇO, COM HALTERE

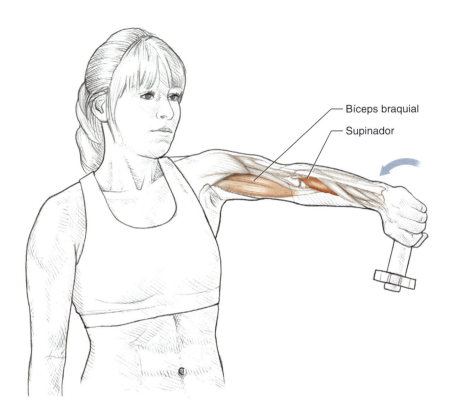

Execução

1. Fique em pé e posicione os pés afastados na largura dos ombros, com os dedos dos pés apontados para a frente.
2. Com a mão esquerda, segure um haltere leve com uma anilha de peso presa apenas a uma de suas extremidades; a ponta mais pesada deve estar afastada do polegar.
3. Projete o braço esquerdo à sua frente na altura do ombro, com o cotovelo reto e o antebraço supinado.
4. Posicione o antebraço em pronação (gire o punho em direção ao dedo mínimo), de modo que a ponta pesada do haltere fique voltada para o chão.
5. Repita esses passos com o outro braço.

Músculos alongados

Músculo mais alongado: supinador esquerdo.
Músculo menos alongado: bíceps braquial esquerdo.

Comentários

Um supinador curto e tenso (hipertônico) é fator contributivo importante para a dor na face lateral do cotovelo, condição frequentemente chamada de cotovelo de tenista. Um supinador gravemente hipertônico pode contribuir tanto para a síndrome do supinador quanto para a síndrome do túnel radial. Essas síndromes são o resultado da compressão do nervo radial e se manifestam em forma de dor e dormência no antebraço, juntamente com fraqueza nos músculos do antebraço e da mão. Movimentos como um rápido *backhand* no tênis, ou a prolongada supinação do antebraço com o cotovelo fletido, por exemplo, ao cortar cabelo, passear com um cachorro na coleira ou carregar caixas pesadas pegando por baixo, são aqueles que podem sobrecarregar o supinador e causar hipertonicidade muscular.

Tenha o cuidado de não usar um peso muito pesado. Comece com uma anilha bem leve em uma das extremidades do haltere e aumente gradativamente o peso à medida que for se acostumando com o alongamento. Na verdade, nem mesmo há necessidade de usar um haltere. Qualquer objeto que tenha um peso em uma das extremidades de um cabo, por exemplo, um martelo, funcionará de modo igualmente adequado. Além disso, este alongamento pode ser executado na posição sentada ou em pé, com o braço inteiro repousando sobre uma superfície plana e o punho e a mão estendidos para além da borda da superfície. Se for utilizado um suporte, tente manter o ângulo do ombro próximo dos 90°.

ALONGAMENTO DOS EXTENSORES DO PUNHO, NÍVEL INICIANTE

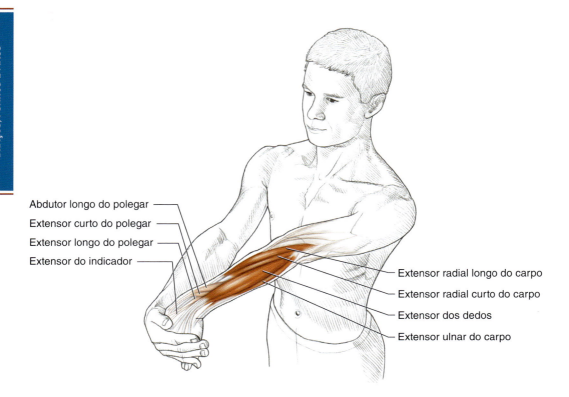

Execução

1. Fique em pé e posicione os pés afastados na largura dos ombros, com os dedos dos pés apontados para a frente.
2. Projete o braço esquerdo à sua frente na altura do ombro, com o cotovelo esticado e o antebraço pronado.
3. Flexione o punho esquerdo de modo que os dedos apontem para o chão.
4. Posicione a palma da mão direita contra os nós dos dedos da mão esquerda.
5. Enquanto mantém o cotovelo esquerdo esticado, empurre os nós dos dedos em direção ao corpo.
6. Repita esses passos com o outro braço.

Músculos alongados

Músculos mais alongados: lado esquerdo – extensor radial curto do carpo, extensor radial longo do carpo, extensor ulnar do carpo, extensor dos dedos.

Músculos menos alongados: lado esquerdo – extensor do indicador, extensor curto do polegar, extensor longo do polegar, abdutor longo do polegar.

Comentários

Tensão nos músculos extensores é uma causa do cotovelo de tenista, isto é, a dor na face lateral do cotovelo durante movimentos do braço. Em geral, esse retesamento é causado por sobrecarga ou distensão desses músculos. Qualquer atividade que use esses músculos, por exemplo, trabalho com teclado, esportes de raquete, remo, levantamento de peso, esportes em cadeira de rodas e alpinismo, poderá causar sobrecarga, hipertonicidade e retesamento. Além disso, a sobrecarga aos extensores longo e curto do polegar ou do abdutor longo do polegar poderá acarretar uma condição conhecida como paralisia do baterista (principalmente o extensor longo do polegar) e síndrome de interseção (principalmente o extensor curto do polegar e abdutor longo do polegar). A realização deste alongamento é uma forma de minimizar os problemas que possam surgir com a sobrecarga aos extensores do punho.

ALONGAMENTO DOS EXTENSORES DO PUNHO, NÍVEL INTERMEDIÁRIO

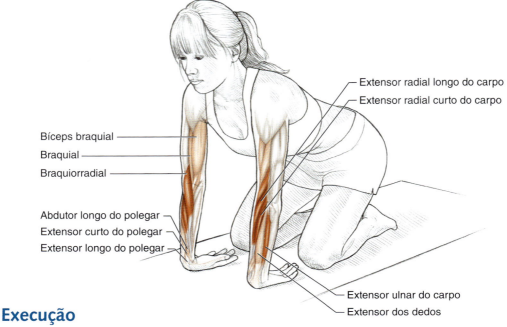

Execução

1. Ajoelhe-se no chão.
2. Flexione ambos os punhos e posicione os dorsos das mãos no chão, afastadas na largura dos ombros.
3. Aponte os dedos na direção dos joelhos.
4. Enquanto mantém os cotovelos retos, incline-se para trás, fazendo com que as nádegas se movimentem em direção aos calcanhares; mantenha os dorsos das mãos em contato com o chão.

Músculos alongados

Músculos mais alongados: braquiorradial, extensor radial curto do carpo, extensor radial longo do carpo, extensor ulnar do carpo.

Músculos menos alongados: supinador, braquial, bíceps braquial, extensor dos dedos, extensor curto do polegar, extensor longo do polegar, abdutor longo do polegar.

Comentários

Tensão nos músculos extensores pode causar cotovelo de tenista, isto é, a dor na face lateral do cotovelo quando o braço se movimenta. Em geral, esse retesamento é causado por sobrecarga ou distensão desses músculos. Portanto, qualquer atividade que use esses músculos, como digitação, esportes de raquete, remo, halterofilismo, esportes em cadeira de rodas e alpinismo, poderá acarretar excesso de trabalho, hipertonicidade e retesamento. O excesso de trabalho dos extensores longo e curto do polegar ou do abdutor longo do polegar pode levar a uma condição conhecida como paralisia do baterista (sobretudo do extensor longo do polegar) e síndrome de De Quervain (principalmente do extensor curto do polegar e do abdutor longo do polegar).

O alongamento em nível iniciante é a melhor opção para pessoas que apresentem pequena amplitude de movimento do punho, ou que sintam muita dor ao usá-lo. Entretanto, tão logo seja readquirida maior amplitude de movimento, você deverá fazer este alongamento intermediário, para que sejam minimizados os problemas que possam surgir em decorrência da sobrecarga dos extensores do punho. Este alongamento também irá fortalecer os músculos afetados e, com isso, estará aberto o caminho para a prevenção de futuros problemas.

Quanto mais próximas as mãos estiverem dos joelhos, mais fácil será manter os dorsos das mãos em contato com o chão. No entanto, quanto maior for a distância entre as mãos e os joelhos, maior será o alongamento aplicado.

VARIAÇÃO

Alongamento dos desviadores radiais e extensores do punho

Com a mudança da direção para onde estão apontando os dedos das mãos, é possível alterar a ênfase do alongamento nos músculos do antebraço. Exemplificando, tanto os músculos extensores do punho como os desviadores radiais podem ser simultaneamente alongados. Primeiramente, fique na posição inicial, ajoelhando-se no chão com os punhos flexionados e os dorsos das mãos fazendo contato com o chão. Em seguida, em vez de apontar os dedos para os joelhos, gire as mãos de modo que os dedos fiquem apontados medialmente (as pontas dos dedos se voltam umas para as outras). Por fim, faça o alongamento dos músculos-alvo: incline-se para trás (nádegas nos calcanhares) e, ao mesmo tempo, mantenha os dorsos das mãos apoiados no chão.

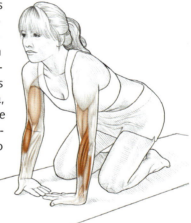

VARIAÇÃO

Alongamento dos desviadores ulnares e extensores do punho

Se a direção para onde os dedos estão apontados for mudada, isso alterará a ênfase do alongamento nos músculos do antebraço. Para fazer o alongamento simultâneo dos músculos extensores do punho e dos músculos desviadores ulnares, primeiramente fique na posição inicial, ajoelhando-se no chão com os punhos flexionados e os dorsos das mãos em contato com o chão. Em seguida, em vez de apontar os dedos na direção dos joelhos, gire as mãos de modo que os dedos fiquem apontados para os lados (as pontas dos dedos se afastam do corpo, em uma linha perpendicular à linha mediana do corpo). Finalmente, faça o alongamento dos músculos-alvo inclinando-se para trás (nádegas nos calcanhares) e, ao mesmo tempo, mantenha os dorsos das mãos em contato com o chão.

ALONGAMENTO DOS FLEXORES DO PUNHO, NÍVEL INICIANTE

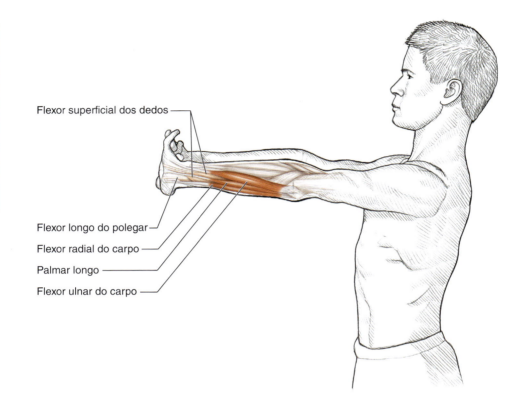

Execução

1. Fique em pé, ereto, com os pés afastados na largura dos ombros; os dedos dos pés devem estar apontados diretamente para a frente.
2. Entrelace os dedos das mãos, com as palmas apontadas para fora (para longe do corpo).
3. Com os braços ao nível dos ombros, retifique seus cotovelos e impulsione as palmas das mãos até o ponto mais distante possível de seu corpo.

Músculos alongados

Músculos mais alongados: flexor radial do carpo, flexor ulnar do carpo, pronador redondo, palmar longo.

Músculos menos alongados: flexor longo do polegar, flexor profundo dos dedos, flexor superficial dos dedos.

Comentários

Frequentemente os músculos flexores ficam tensos com o uso repetido do braço ou do punho em uma posição complicada ou incômoda, ou com a flexão do punho durante a digitação, uso do celular, ou ao operar uma máquina. Problemas adicionais ocorrerão em tarefas nas quais o braço fica afastado do corpo ou durante certas práticas esportivas. Esse retesamento provoca dor na face medial do cotovelo, condição comumente conhecida como cotovelo de golfista. Quanto mais frequentemente a pessoa fizer qualquer dessas atividades, maior será o risco de ocorrência de tensão – e mais urgente será a necessidade de realizar o alongamento desses músculos.

ALONGAMENTO DOS FLEXORES DO PUNHO, NÍVEL INTERMEDIÁRIO

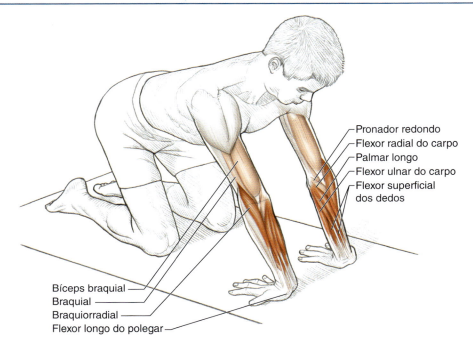

Execução

1. Ajoelhe-se no chão.
2. Flexione ambos os punhos e coloque as palmas das mãos no chão, afastadas na largura dos ombros.
3. Aponte os dedos na direção dos joelhos.
4. Enquanto mantém os cotovelos esticados, incline-se para trás (nádegas nos calcanhares), mantendo as palmas das mãos espalmadas no chão.

Músculos alongados

Músculos mais alongados: braquiorradial, flexor radial do carpo, flexor ulnar do carpo, flexor profundo dos dedos, flexor superficial dos dedos, palmar longo.

Músculos menos alongados: flexor curto do dedo mínimo, flexor longo do polegar, pronador redondo, braquial, bíceps braquial.

Comentários

Frequentemente os músculos flexores ficam tensos com o uso repetido do braço ou do punho em uma posição complicada ou incômoda, ou ao flexionar o punho durante a digitação, uso do celular, ou ao operar uma máquina. Problemas adicionais ocorrerão em tarefas nas quais o braço é mantido afastado do corpo ou durante a prática esportiva. Esse retesamento provoca dor na face medial do cotovelo, o que é comumente conhecido como cotovelo de golfista. Quanto mais a pessoa fizer qualquer dessas atividades, maior será o risco de ocorrência de tensão – e mais urgente a necessidade de alongar esses músculos. Infelizmente, o exercício em nível iniciante proporciona apenas um alongamento limitado. À medida que a flexibilidade for aumentando, haverá a necessidade de passar para um alongamento mais intenso, como esse, de nível intermediário.

Quanto mais próximas estiverem as mãos com relação aos joelhos, mais fácil será manter as palmas das mãos em contato com o chão. Quanto mais afastadas estiverem as mãos com relação à linha mediana, mais intenso será o alongamento.

VARIAÇÃO

Alongamento dos flexores e desviadores radiais do punho

Com a mudança da direção para onde os dedos das mãos estão apontando, é possível alterar a ênfase do alongamento nos músculos do antebraço. Para alongar simultaneamente tanto os músculos flexores do punho como os desviadores radiais, primeiramente fique na posição inicial, ou seja, ajoelhe-se no chão com os punhos flexionados e as palmas das mãos sobre o chão. Em seguida, em vez de apontar os dedos na direção dos joelhos, gire as mãos de modo que os dedos fiquem apontados em direção lateral (as pontas dos dedos direcionadas para longe do corpo, em uma linha perpendicular à linha mediana do corpo). Finalmente, alongue os músculos desejados: incline-se para trás (nádegas nos calcanhares) e, ao mesmo tempo, mantenha as palmas das mãos apoiadas no chão.

VARIAÇÃO

Alongamento dos flexores e desviadores ulnares do punho

Se você mudar a direção para onde os dedos estão apontados, alterará a ênfase do alongamento nos músculos do antebraço. Por exemplo, tanto os músculos flexores do punho como os músculos desviadores ulnares podem ser simultaneamente alongados. Primeiramente fique na posição inicial, ou seja, ajoelhe-se no chão com os punhos flexionados e as palmas das mãos no chão. Em seguida, em vez de apontar os dedos na direção dos joelhos, gire as mãos de modo que os dedos fiquem apontados medialmente (as pontas dos dedos se voltam umas para as outras). Por fim, faça o alongamento dos músculos desejados inclinando-se para trás (nádegas nos calcanhares) e, ao mesmo tempo, mantenha as palmas das mãos no chão.

ALONGAMENTO DOS DESVIADORES RADIAIS DO PUNHO, COM HALTERE

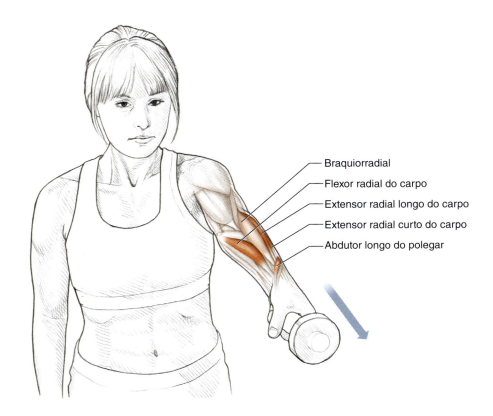

Braquiorradial
Flexor radial do carpo
Extensor radial longo do carpo
Extensor radial curto do carpo
Abdutor longo do polegar

Execução

1. Fique em pé e posicione os pés afastados na largura dos ombros, com os dedos dos pés apontados para a frente.
2. Com a mão esquerda, segure um haltere com uma anilha de peso presa apenas a uma de suas extremidades; a ponta mais pesada deve estar afastada do polegar.
3. Projete o braço esquerdo à sua frente na altura do ombro, com o cotovelo reto e o antebraço em rotação, de modo que o lado da mão referente ao polegar fique apontado para cima.
4. Flexione o punho para baixo, de modo que a ponta pesada do haltere fique apontada mais para a frente, em afastamento do corpo, do que para cima.
5. Repita esses passos com o outro braço.

Músculos alongados

Músculos mais alongados: lado esquerdo – abdutor longo do polegar, flexor radial do carpo, extensor radial longo do carpo, extensor radial curto do carpo.
Músculo menos alongado: braquiorradial esquerdo.

Comentários

Muitas das atividades que dependem do uso do punho em ações repetitivas durante muitas horas, todos os dias, tais como longos períodos de digitação em um computador ou a prática de tênis, golfe, beisebol, boliche e ciclismo de montanha, forçam a articulação do punho até seus extremos de amplitude de movimento e tornam essa área vulnerável à ocorrência de retesamento ou de hipertonicidade. Da mesma forma, se forem executados sem repouso e recuperação adequados, os movimentos repetitivos e limitados envolvidos em tocar violino ou piano também poderão causar enrijecimento. Além disso, o punho poderá ficar lesionado em atividades cotidianas simples, como ao esfregar panelas, levantar-se de uma cadeira ou erguer um pequeno objeto em uma posição incômoda. Em grande parte, o retesamento, a dor e as lesões associados a essas atividades poderão ser aliviados com o alongamento dos desviadores radiais do punho.

Tenha o cuidado de não usar um haltere muito pesado. Comece com uma anilha de pouco peso em uma das extremidades do haltere e aumente gradativamente o peso à medida que for se acostumando com o alongamento. Na verdade, nem mesmo há necessidade de usar um haltere. Qualquer objeto que tenha um peso em uma das extremidades de um cabo, por exemplo, um martelo, funcionará de modo igualmente adequado. Além disso, este alongamento pode ser executado na posição sentada ou em pé, com o braço inteiro repousando sobre uma superfície plana e o punho e a mão estendidos para além da borda da superfície. Se for utilizado um suporte, tente manter o ângulo do ombro próximo dos 90°.

ALONGAMENTO DOS DESVIADORES ULNARES DO PUNHO, COM HALTERE

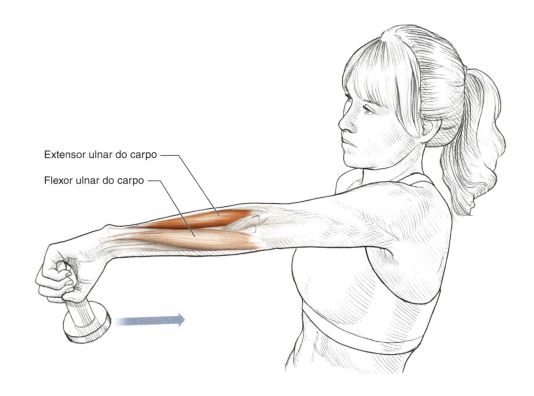

Execução

1. Fique em pé e posicione os pés afastados na largura dos ombros, com os dedos dos pés apontados para a frente.
2. Com a mão esquerda, segure um haltere com uma anilha de peso presa apenas a uma de suas extremidades; a ponta mais pesada deve estar afastada do polegar.
3. Projete o braço esquerdo à sua frente na altura do ombro, com o cotovelo reto e o antebraço em rotação, de modo que o lado da mão referente ao polegar fique apontado para baixo.
4. Flexione o punho para baixo, de modo que a ponta pesada do haltere fique apontada mais para a direção do corpo do que para baixo.
5. Repita esses passos com o outro braço.

Músculos alongados

Músculo mais alongado: extensor ulnar do carpo esquerdo.
Músculo menos alongado: flexor ulnar do carpo esquerdo.

Comentários

Muitas atividades que dependem do uso do punho em ações repetitivas durante muitas horas, todos os dias, tais como longos períodos de trabalho em um computador, prática de tênis, golfe, beisebol, boliche e ciclismo de montanha, forçam a articulação do punho até seus extremos de amplitude de movimento e tornam essa área vulnerável à ocorrência de retesamento ou hipertonicidade. Se forem executados sem repouso e recuperação adequados, os movimentos repetitivos e limitados envolvidos em tocar violino ou piano também poderão causar enrijecimento. Do mesmo modo, o punho poderá ficar lesionado em atividades cotidianas simples, como esfregar uma panela, erguer-se de uma cadeira ou levantar um pequeno objeto em uma posição incômoda. Grande parte da tensão, da dor e das lesões associadas a essas atividades poderá ser aliviada com o alongamento dos desviadores ulnares do punho.

Tenha o cuidado de não usar um haltere muito pesado. Comece com uma anilha bem leve em uma das extremidades do haltere e aumente gradativamente o peso à medida que for se acostumando com o alongamento. Na verdade, nem mesmo há necessidade de usar um haltere. Qualquer objeto que tenha um peso em uma das extremidades de um cabo, como um martelo, funcionará de modo igualmente adequado. Além disso, este alongamento pode ser executado na posição sentada ou em pé, com o braço inteiro repousando sobre uma superfície plana e o punho e a mão estendidos para além da borda da superfície. Se for utilizado um suporte, tente manter o ângulo do ombro próximo dos 90°.

BRAÇOS, PUNHOS E MÃOS

ALONGAMENTO DOS FLEXORES DOS DEDOS

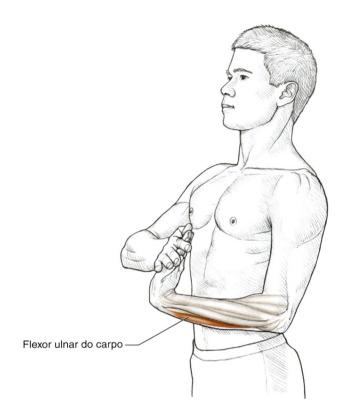

Flexor ulnar do carpo

Execução

1. Sente-se ou fique em pé, ereto.
2. Flexione o cotovelo em um ângulo de 90° e estenda o punho o mais distante possível.
3. Aponte os dedos da mão para cima.
4. Com a mão direita, pressione os dedos da mão esquerda na direção do cotovelo.
5. Repita esses passos com o outro braço.

Músculos alongados

Músculos mais alongados: lado esquerdo – flexor radial do carpo, flexor ulnar do carpo, flexor curto do dedo mínimo, flexor profundo dos dedos, flexor superficial dos dedos, palmar longo.

Músculo menos alongado: flexor longo do polegar esquerdo.

Comentários

Em geral, ocorrem retesamento e hipertonicidade dos flexores dos dedos ao fechar a mão ou ao mobilizar os punhos em flexão. Dormir com as mãos nessa posição faz com que o grupo de músculos flexores fique ainda mais tenso e encurtado; isso provoca colisão e lesão ao nervo mediano no interior do túnel do carpo. Os flexores dos dedos também ficam retesados em decorrência de tarefas repetitivas, nas quais a mão esteja agarrando alguma coisa durante longos períodos, por exemplo, quando se usa um martelo, ou na prática do alpinismo. As pessoas também podem vir a sofrer o que é conhecido como "dedo em gatilho", em decorrência da sobrecarga de trabalho com o dedo indicador. Do mesmo modo, alguns dos problemas do antebraço, como o cotovelo de golfista, ou epicondilite medial, são resultantes da tensão nos músculos flexores dos dedos. Finalmente, o posicionamento inadequado das mãos ao tocar piano – punhos não relaxados, "empurrando" os dedos, em vez de movimentá-los livremente com uma ação de rebote gravitacional para o toque das teclas – poderá resultar em rigidez dos flexores dos dedos.

Não é preciso que o ângulo do cotovelo meça exatamente 90°. Escolha um ângulo confortável. Algumas pessoas acham que a flexão completa do cotovelo facilita a impulsão da mão. Com o cotovelo completamente flexionado, essa impulsão ocorre mais para baixo do que para os lados.

ALONGAMENTO DOS FLEXORES DOS DEDOS, COM APOIO NA PAREDE

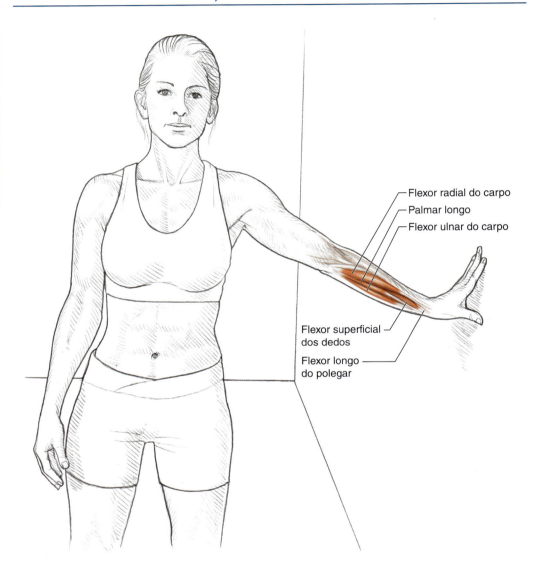

Flexor radial do carpo
Palmar longo
Flexor ulnar do carpo
Flexor superficial dos dedos
Flexor longo do polegar

Execução

1. Fique em pé à distância aproximada de 30 cm de uma parede.
2. Vire o corpo de modo que o ombro esquerdo fique perpendicular à parede.
3. Estenda a mão esquerda e coloque as pontas dos dedos da mão na parede, a meio caminho entre o quadril e o ombro esquerdos.
4. Mantendo apenas as pontas dos dedos da mão esquerda em contato com a parede, incline-se em sua direção.
5. Repita esses passos com o outro braço.

Músculos alongados

Músculos mais alongados: lado esquerdo – flexor radial do carpo, flexor ulnar do carpo, flexor curto do dedo mínimo, flexor profundo dos dedos, flexor superficial dos dedos, palmar longo.
Músculo menos alongado: flexor longo do polegar esquerdo.

Comentários

Em geral, ocorrem retesamento e hipertonicidade dos flexores dos dedos ao fechar a mão ou ao mobilizar os punhos em flexão. Dormir com as mãos nessa posição faz com que o grupo de músculos flexores fique ainda mais tenso e encurtado; isso provoca colisão e lesão ao nervo mediano no interior do túnel do carpo. Os flexores dos dedos também ficam retesados em decorrência de tarefas repetitivas, nas quais a mão esteja agarrando alguma coisa durante longos períodos, por exemplo, quando se usa um martelo, ou na prática do alpinismo. As pessoas também podem vir a sofrer o que é conhecido como "dedo em gatilho", em decorrência da sobrecarga de trabalho com o dedo indicador. Do mesmo modo, alguns dos problemas do antebraço, como o cotovelo de golfista, ou epicondilite medial, são resultantes da tensão nos músculos flexores dos dedos. Finalmente, o posicionamento inadequado das mãos ao tocar piano – punhos não relaxados, "empurrando" os dedos, em vez de movimentá-los livremente com uma ação de rebote gravitacional para o toque das teclas – poderá resultar em rigidez dos flexores dos dedos.

A altura inicial dos dedos da mão em relação aos quadris não é crítica. Você deve começar em uma posição que lhe facilite a manutenção do equilíbrio, embora ainda aplicando tensão de alongamento aos músculos. À medida que você for se adaptando ao alongamento, talvez haja necessidade de mudar a altura dos dedos, para que seja obtida a tensão desejada do alongamento.

ALONGAMENTO DOS EXTENSORES DOS DEDOS

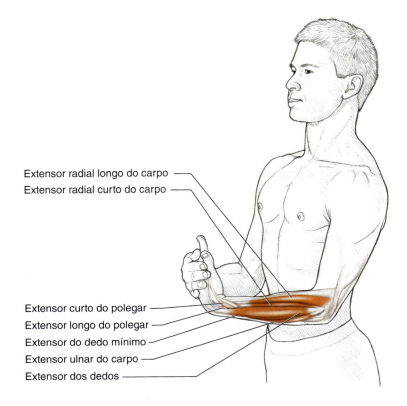

Execução

1. Sente-se ou fique em pé com o corpo ereto.
2. Vire o braço esquerdo de modo que a palma da mão esquerda fique voltada para cima. Flexione o cotovelo esquerdo até um ângulo de 90°.
3. Flexione o punho esquerdo até um ângulo de 90°. Flexione os dedos até que apontem na direção do cotovelo.
4. Coloque a mão direita no topo dos dedos, pressionando-os para baixo, na direção do antebraço.
5. Repita esses passos com o outro braço.

Músculos alongados

Músculos mais alongados: lado esquerdo – extensor radial curto do carpo, extensor radial longo do carpo, extensor ulnar do carpo, extensor dos dedos, extensor do dedo mínimo, extensor do indicador.

Músculos menos alongados: lado esquerdo – extensor curto do polegar, extensor longo do polegar.

Comentários

O retesamento nos músculos extensores é também causa de cotovelo de tenista, isto é, dor na face lateral do cotovelo durante movimentos do braço. Em geral, essa tensão é causada pelo excesso de trabalho ou distensão desses músculos. Portanto, qualquer atividade que use esses músculos, tais como digitação no computador, esportes de raquete, halterofilismo, esportes em cadeira de rodas e alpinismo, poderá resultar em sobrecarga, hipertonicidade e retesamento. Do mesmo modo, o trabalho excessivo dos extensores longo e curto do polegar ou do abdutor longo do polegar poderá causar problemas conhecidos como paralisia do baterista (principalmente do extensor longo do polegar) e síndrome de De Quervain (sobretudo do extensor curto do polegar e do abdutor longo do polegar). A presença de tensão no extensor radial longo do carpo ou no extensor radial curto do carpo também poderá causar inflamação de seus respectivos tendões, que, por sua vez, poderá acarretar dor na face radial do punho, ou síndrome de interseção. Ao fazer este alongamento, você ajudará a diminuir os problemas que possam surgir com a sobrecarga dos extensores dos dedos. Finalmente, a capacidade de realizar extensão ativa dos dedos é utilizada como preditor precoce confiável de recuperação das funções do braço em pacientes que sofreram acidente vascular cerebral (AVC). Assim, o alongamento dos músculos extensores dos dedos em seguida a um AVC ajudará no processo de reabilitação.

Aumente a magnitude do alongamento com a flexão dos dedos (i. e, feche a mão). Além disso, não é preciso que o ângulo do cotovelo meça exatamente 90°. Escolha um ângulo confortável. Algumas pessoas acreditam que a flexão completa do cotovelo facilita a impulsão da mão. Com o cotovelo completamente flexionado, essa impulsão ocorre mais para baixo do que para os lados.

CAPÍTULO 4

PARTE INFERIOR DO TRONCO

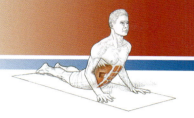

As 12 vértebras torácicas, 5 vértebras lombares, sacro, costelas e ossos do quadril, juntamente com os músculos e ligamentos associados, formam a estrutura flexível do tronco. As vértebras e os demais ossos, músculos e ligamentos trabalham em conjunto para dar sustentação e movimentar o tronco. Como ocorre no pescoço, os corpos vertebrais (ossos de forma oval) do tronco estão conectados por ligamentos posteriores e anteriores, juntamente com outros ligamentos que conectam cada processo espinhoso e cada processo transverso (protuberância óssea lateral) à sua parte correspondente nas vértebras adjacentes. Além disso, cada vértebra está separada por um disco intervertebral. A compressão das vértebras sobre os discos permite que o tronco se movimente para a frente, para trás e para os lados; a quantidade de movimento fica limitada em parte pelas facetas vertebrais.

Os movimentos do tronco são flexão (aproximação entre o tórax e as coxas), extensão (afastamento do tórax com relação às coxas), hiperextensão (movimentação do tronco para trás, a partir de uma posição ereta), flexão e extensão laterais (ombros inclinados para trás e para os lados) e rotação.

Tendo em vista que muitos dos músculos do tronco existem aos pares (direito e esquerdo), todos esses músculos estão envolvidos na flexão lateral, na extensão lateral e na rotação. Por exemplo, os músculos oblíquo externo e oblíquo interno do abdome no lado direito ajudam a executar a flexão lateral direita, e os músculos oblíquo externo e oblíquo interno do abdome no lado esquerdo ajudam a executar a extensão lateral direita. Vários dos músculos envolvidos nos movimentos da parte inferior do tronco avançam entre os ossos do quadril e a coluna vertebral ou a caixa torácica.

Os músculos oblíquo externo do abdome, oblíquo interno do abdome, reto do abdome (Fig. 4.1) e o quadrado do lombo (Fig. 4.2a) flexionam o tronco tracionando a caixa torácica em direção à pelve. O ilíaco (Fig. 4.2b), que é um flexor do tronco, traciona o fêmur (osso da coxa) também em direção à pelve. O psoas maior, outro flexor do tronco, puxa a coluna vertebral em direção ao fêmur. Os principais extensores do tronco (iliocostal do lombo, longuíssimo do tórax e espinal do tórax) são chamados coletivamente de eretores da espinha. O iliocostal do lombo avança entre as

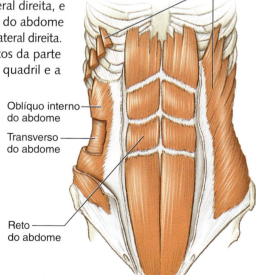

Figura 4.1 Músculos abdominais.

73

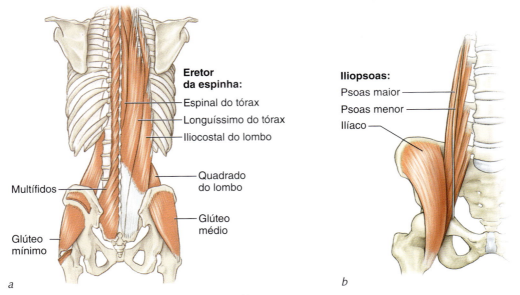

Figura 4.2 Músculos do *core*: *(a)* posteriores; *(b)* anteriores.

faces posteriores da pelve e da coluna vertebral, enquanto o longuíssimo do tórax e o espinal do tórax avançam ao longo da face posterior da coluna vertebral e ajudam cada vértebra na coluna a trabalhar em conjunto com as demais, como uma mesma unidade. Os interespinais, intertransversários, multífidos e rotadores avançam entre vértebras individuais e são responsáveis por movimentos amplos, ao fazer pequenas mudanças entre pares individuais ou grupos de vértebras.

A capacidade de mobilização do tronco fica limitada por diversos fatores: a força dos músculos contraídos, a rigidez dos ligamentos opostos, a tensão dos músculos que não estão se contraindo, o alinhamento dos corpos vertebrais com as vértebras adjacentes, a compressibilidade dos discos intervertebrais e o contato entre as partes do corpo. Por exemplo, a flexão do tronco fica limitada pela rigidez dos músculos posteriores do tronco, rigidez dos ligamentos posteriores do tronco, resistência dos músculos anteriores do tronco, alinhamento dos corpos vertebrais com as vértebras adjacentes, compressibilidade das porções anteriores dos discos intervertebrais, contato do queixo ou da caixa torácica com as pernas e, finalmente, pela massa de gordura abdominal. Dentro dessa mesma linha, a extensão do tronco fica controlada pela rigidez dos músculos anteriores do tronco, rigidez dos ligamentos anteriores do tronco, força dos músculos extensores, alinhamento dos corpos vertebrais com as vértebras adjacentes e pela compressibilidade das porções posteriores dos discos intervertebrais. Além dos fatores citados para flexão e extensão, o movimento lateral do tronco fica controlado pelo impacto exercido pelo processo transverso de cada vértebra nos processos transversos adjacentes. A rotação do tronco fica limitada pela rigidez dos ligamentos da coluna vertebral, resistência dos músculos no lado da rotação, rigidez dos músculos opostos ao lado da rotação e pelos tecidos corporais e suas dimensões. Por exemplo, o movimento de rotação para a esquerda fica limitado pela presença de músculos fracos no lado esquerdo e de músculos retesados no lado direito.

Muitas pessoas que sofrem rigidez nos músculos dorsais descobriram que o alongamento ajuda a aliviar parte da dor. Os músculos dorsais, isto é, extensores do tronco, não são os únicos músculos da parte inferior do tronco a influenciar a dor nas costas. Frequentemente as pessoas

PARTE INFERIOR DO TRONCO

afetadas obtêm alívio da dor nas costas inclinando-se para trás (hiperextensão do tronco) porque essa ação alonga os músculos abdominais, que são os flexores do tronco. Isso demonstra a importância da flexibilidade nos flexores do tronco. Além disso, são muitas as atividades esportivas (como golfe, tênis e esportes de arremesso) dependentes de torção do tronco. A torção do tronco envolve os músculos extensores, flexores e flexores laterais do tronco. A presença de maior amplitude de movimento de todos os músculos da parte inferior do tronco pode aumentar a amplitude de movimento na rotação do tronco e melhorar o desempenho nas atividades que envolvam essas ações.

Hiperextensão (arqueamento) e hiperflexão (dobramento) da região lombar são movimentos potencialmente perigosos, especialmente no caso de fraqueza nos músculos do abdome, coxas e nádegas. Movimentos de rolamento para trás são potencialmente perigosos para a parte cervical da coluna vertebral (pescoço). As lesões possíveis são: excessiva compressão dos discos intervertebrais, bloqueio das articulações da coluna vertebral e pinçamento dos nervos espinais que emergem das vértebras lombares. Ao se optar pela prática desses alongamentos, será preciso avançar mais gradativamente do que na maioria dos outros alongamentos. Além disso, para que não ocorra pressão no pescoço durante os rolamentos para trás, devemos manter as escápulas em contato com o chão.

O alongamento excessivo causa mais mal do que bem. Em alguns casos, os músculos ficam enrijecidos por causa do alongamento excessivo. Essa prática nociva pode diminuir o tônus muscular, e o corpo compensa essa situação fazendo com que o músculo frouxo fique excessivamente tenso. Para cada progressão do alongamento, deve-se começar com a posição que seja menos rígida, avançando para a posição seguinte apenas quando, depois de vários dias de alongamento, for possível perceber o desaparecimento consistente do enrijecimento durante o exercício. Isso significa a necessidade de realizar o alongamento tanto dos músculos agonistas como dos antagonistas. Além disso, devemos ter em mente que, embora possa existir maior retesamento em uma direção (direita *versus* esquerda), os dois lados devem ser alongados, com o objetivo de manter um equilíbrio muscular adequado.

Muitos dos alongamentos deste capítulo fazem referência ao lado esquerdo do corpo. Procedimentos similares, mas opostos, devem ser usados para o lado direito do corpo. Os alongamentos descritos neste capítulo são excelentes práticas gerais. No entanto, nem todos esses alongamentos atenderão integralmente às necessidades de cada pessoa. Para o alongamento de músculos específicos, a prática deve envolver um ou mais movimentos na direção oposta aos movimentos do músculo-alvo. Por exemplo, se pretendemos alongar o oblíquo externo do abdome esquerdo, devemos executar um movimento que envolva extensão do tronco e flexão lateral do tronco para o lado direito. Diante de um músculo com alto grau de rigidez, devemos diminuir os movimentos opostos simultâneos. Por exemplo, para alongar um oblíquo externo do abdome muito tenso, comece fazendo apenas extensão do tronco. À medida que o músculo for se soltando, será possível incorporar mais movimentos opostos simultâneos.

ALONGAMENTO DOS FLEXORES DA PARTE INFERIOR DO TRONCO, EM DECÚBITO DORSAL

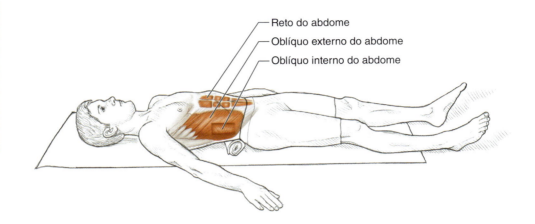

Execução

1. Deite-se de costas no chão.
2. Coloque uma toalha enrolada (com 2,5-5 cm de diâmetro) entre a curvatura lombar e o chão.

Músculos alongados

Músculos mais alongados: reto do abdome, oblíquo externo do abdome, oblíquo interno do abdome.

Músculos menos alongados: quadrado do lombo, psoas maior, ilíaco.

Comentários

Embora muitas pessoas acreditem que músculos abdominais tensos melhoram a aparência geral, o retesamento desses músculos pode exercer efeitos muito negativos no corpo. Em primeiro lugar, abdominais retesados são uma das principais causas de dor lombar. Quando estão tensos, esses músculos levantam os ossos púbicos e inclinam para trás a parte superior da pelve. Com o tempo, a parte superior dos músculos dorsais enfraquece e sofre estiramento, o que causa achatamento da curva lombar; por sua vez, esse efeito aumenta a pressão nas articulações e discos lombares. O alongamento e a compressão constantes dos discos resultam em dor crônica. Além disso, quando esses músculos estão retesados, ocorre redução do volume das cavidades abdominal e pélvica. Em consequência, ocorre compressão dos órgãos existentes nessas cavidades, forçando-os em direção à cavidade torácica, o que, por sua vez, diminui seu volume. Como resultado, a respiração, a digestão, a eliminação e a função sexual ficam impedidas de funcionar adequadamente. Por fim, o exercício praticado com abdominais tensos pode resultar em distensões, lacerações e até hérnias.

Este alongamento é particularmente recomendável para pessoas com músculos abdominais fracos ou com dorso arqueado, pois nesses indivíduos o arqueamento da região lombar pode ser perigoso. Tendo em vista que, neste exercício, a região lombar fica apoiada, há diminuição das pressões indesejáveis na coluna vertebral. No entanto, o diâmetro do suporte para o dorso é fator importante. Quanto maior for o diâmetro da toalha, maior será a pressão indesejável exercida. Certifique-se de que a região superior do dorso, as escápulas e as nádegas estejam repousando confortavelmente no chão. Além disso, a contração das nádegas reduzirá o estresse incidente na região lombar.

ALONGAMENTO DOS FLEXORES DA PARTE INFERIOR DO TRONCO, EM DECÚBITO VENTRAL

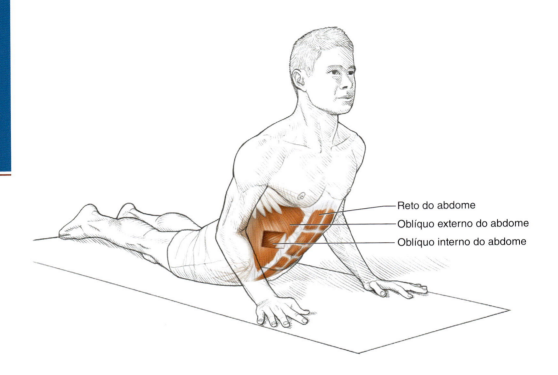

Execução

1. Posicione-se em decúbito ventral (de bruços) no chão.
2. Deixe as palmas das mãos voltadas para baixo. Os dedos devem apontar para a frente, à altura dos quadris.
3. Lentamente arqueie as costas, contraindo as nádegas.
4. Continue arqueando as costas e, ao mesmo tempo, levante a cabeça e o tórax, afastando-se do chão. Não suba os ombros.

Músculos alongados

Músculos mais alongados: reto do abdome, oblíquo externo do abdome, oblíquo interno do abdome.

Músculos menos alongados: quadrado do lombo, psoas maior, ilíaco, rotadores, intertransversários.

Comentários

Pessoas que passam muito tempo dirigindo ou sentadas em uma mesa tendem a se curvar para a frente; com isso, ocorre arredondamento da parte superior do dorso, o que também tensiona os músculos abdominais. O retesamento dos músculos abdominais equivale ao uso de um espartilho. Essa compressão das cavidades abdominal e pélvica pode causar deterioração dos músculos dorsais, restringir a respiração e interferir no funcionamento das vísceras. Quando esses músculos estão retesados, o diafragma não pode descer e a caixa torácica fica impedida de se expandir. Uma respiração deficiente pode resultar em fadiga crônica, depressão, asma e em outras consequências causadas pela oxigenação inadequada do sangue. Além disso, os órgãos da cavidade abdominal deixam de funcionar adequadamente em um espaço confinado. Pode também ocorrer redução no funcionamento dos rins e da bexiga. Nas mulheres, o útero pode ser forçado para baixo, o que aumenta a pressão e reduz o fluxo sanguíneo. Finalmente, podem ocorrer aumento da pressão e redução do fluxo sanguíneo para a próstata.

Devemos ter em mente que o arqueamento da parte inferior do dorso é potencialmente perigoso, sobretudo se os músculos abdominais estiverem fracos. As lesões decorrentes do arqueamento da região lombar incluem: compressão excessiva dos discos intervertebrais, bloqueio das articulações vertebrais e pinçamento dos nervos espinais que emergem das vértebras lombares. Portanto, este alongamento será recomendável apenas para os casos de muito enrijecimento muscular. Durante este alongamento, faça com que o arqueamento seja mínimo e certifique-se de contrair as nádegas durante o arqueamento. A contração das nádegas diminui o estresse na região lombar.

ALONGAMENTO DOS FLEXORES DA PARTE INFERIOR DO TRONCO, EM PÉ

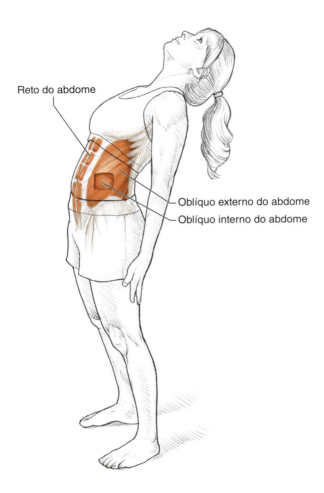

Execução

1. Fique em pé com as pernas afastadas cerca de 60-90 cm; as mãos devem ficar pousadas nos quadris.
2. Arqueie lentamente as costas, contraindo as nádegas e projetando os quadris para a frente.
3. Continuando a arquear as costas, deixe que a cabeça caia para trás e faça com que suas mãos deslizem para além das nádegas e ao longo das pernas.

Músculos alongados

Músculos mais alongados: reto do abdome, oblíquo externo do abdome, oblíquo interno do abdome.
Músculos menos alongados: quadrado do lombo, psoas maior, ilíaco.

Comentários

Devemos ter em mente que este exercício é potencialmente perigoso, sobretudo para pessoas com músculos abdominais fracos ou que apresentem arqueamento da região dorsal. Este exercício pode piorar os casos de arqueamento dorsal e, além disso, pode causar compressão excessiva dos discos intervertebrais, bloqueio das articulações vertebrais e pinçamento dos nervos espinais que emergem das vértebras lombares. Portanto, este alongamento é recomendável apenas para os casos de grande enrijecimento muscular e em pessoas cujo dorso não esteja arqueado. Além disso, utilize esse exercício apenas quando os outros alongamentos para os flexores da região lombar não oferecerem qualquer melhora. Durante este alongamento, faça mínimo arqueamento e certifique-se de contrair as nádegas durante o arqueamento. A contração das nádegas diminui o estresse na região lombar.

PARTE INFERIOR DO TRONCO

ALONGAMENTO DOS EXTENSORES DA PARTE INFERIOR DO TRONCO, POSIÇÃO SENTADA

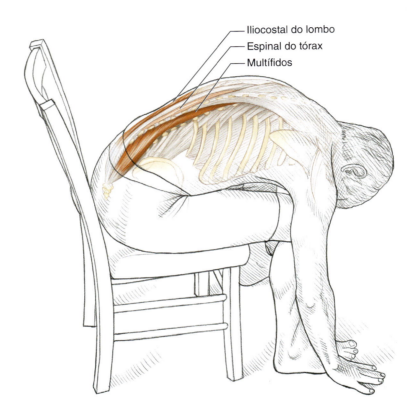

Execução

1. Sente-se ereto em uma cadeira, com as pernas separadas.
2. Lentamente arredonde a parte superior das costas e comece a inclinar o tronco para a frente.
3. Continue a flexionar a cintura e a baixar a cabeça e o abdome entre as pernas e abaixo das coxas.

Músculos alongados

Músculos mais alongados: iliocostal do lombo, multífidos.
Músculos menos alongados: interespinais, rotadores, espinal do tórax.

Comentários

Quando executadas com postura incorreta, tarefas cotidianas diárias simples (como faxina da casa, jardinagem, levantamento de objetos pesados, prática de exercícios) podem causar retesamento dos músculos do dorso. A má postura envolve o ato de se sentar desajeitadamente na cadeira ou com o dorso encurvado, ficar em pé em posição não aprumada e manter os joelhos esticados ao levantar algo. Todas essas ações são conducentes à tensão muscular por excesso de trabalho ou pelo excessivo alongamento dos músculos do dorso. Duas outras razões comuns para o retesamento muscular na região dorsal são o estresse psicológico consciente e as emoções reprimidas no subconsciente. O estresse faz com que os músculos do dorso se contraiam em uma resposta de luta ou fuga; com isso, ocorre sobrecarga dos músculos, que ficam privados da energia necessária para a sustentação da coluna. No curto prazo, os exercícios de alongamento do dorso minimizam esses problemas por reduzir o estresse. No longo prazo, esses exercícios tornam os músculos do dorso mais fortes e mais alongados; assim, os exercícios diminuem a possibilidade de sobrecarga e de alongamento excessivo.

Devemos ter em mente que a hiperflexão pode causar lesão à medula espinal. Ao fazer este exercício, progrida cuidadosamente e não deixe que a região dorsal fique reta. Por outro lado, o efeito do alongamento ficará minimizado se as nádegas se levantarem da cadeira.

VARIAÇÃO

Alongamento dos flexores laterais e extensores da parte inferior do tronco, posição sentada

A angulação da cabeça na direção de um dos joelhos aumentará o alongamento nos extensores da parte inferior do tronco e alongará parcialmente alguns dos flexores laterais. Sente-se ereto em uma cadeira, com as pernas separadas. Lentamente, estenda a parte superior do dorso e incline-se para a frente. Ao se inclinar para a frente, continue a dobrar a cintura e abaixe a cabeça e o abdome em direção ao joelho direito. Finalmente, abaixe de forma lenta a cabeça para um nível abaixo do joelho direito. Repita na direção do joelho esquerdo.

ALONGAMENTO DOS EXTENSORES DA PARTE INFERIOR DO TRONCO, POSIÇÃO RECLINADA

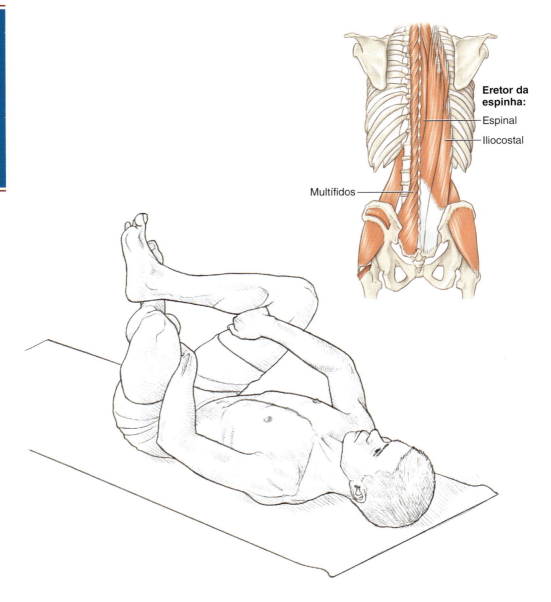

Execução

1. Deite-se de costas com as pernas estendidas.
2. Flexione os joelhos e quadris, trazendo os joelhos ao tórax.
3. Cruze os pés nos tornozelos e separe os joelhos, de modo que fiquem, no mínimo, com um afastamento igual à largura dos ombros.
4. Agarre as coxas na parte interna dos joelhos e puxe as pernas para baixo, na direção do tórax.

Músculos alongados

Músculos mais alongados: iliocostal do lombo, multífidos.
Músculos menos alongados: interespinais, rotadores, espinal do tórax.

Comentários

Algumas pessoas acham que, quando estão executando o alongamento dos extensores da parte inferior do tronco na posição sentada, não conseguem se inclinar lentamente para a frente sem que ocorra contração dos músculos do dorso. Se os músculos permanecerem contraídos durante o alongamento, isso diminuirá em muito o efeito do exercício. Considerando que as pernas podem pesar menos que o tronco, essas pessoas podem achar mais fácil fazer este alongamento a partir de uma posição reclinada. Além disso, visto que a hiperflexão pode causar lesão à medula espinal, este alongamento pode ser mais seguro do que o exercício para os extensores da parte inferior do tronco na posição sentada. Ao fazer esse tipo de alongamento a partir da posição reclinada, será mais fácil ir devagar e não deixar que ocorra retificação da região dorsal. Com o movimento das pernas até o tórax, facilmente você poderá erguer as nádegas do chão e, com isso, impedir que as costas fiquem retas, ao permitir o encurvamento da coluna vertebral. Por fim, não tente mobilizar os joelhos até um nível demasiadamente abaixo do tórax (não tente tocar os joelhos no chão), pois isso poderia anular os benefícios de segurança deste alongamento.

ALONGAMENTO DOS FLEXORES LATERAIS DA PARTE INFERIOR DO TRONCO, NÍVEL INICIANTE

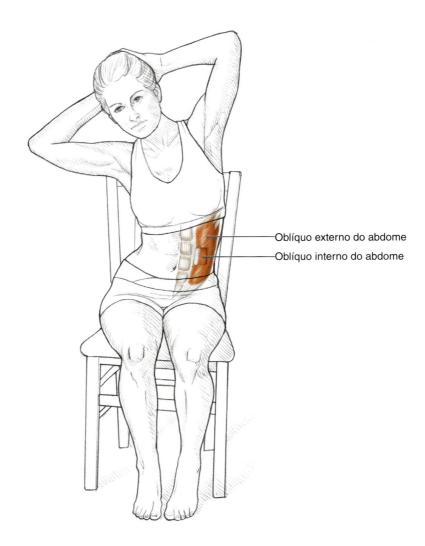

Oblíquo externo do abdome
Oblíquo interno do abdome

Execução

1. Sente-se ereto em uma cadeira.
2. Entrelace as mãos atrás da cabeça, com os cotovelos em linha reta com os ombros.
3. Enquanto mantém os dois cotovelos para trás e em linha reta, flexione lateralmente a cintura e movimente o cotovelo direito em direção ao quadril direito.
4. Repita esses passos para o outro lado.

Músculos alongados

Músculos mais alongados: lado esquerdo – oblíquo externo do abdome, oblíquo interno do abdome, rotadores.

Músculos menos alongados: lado esquerdo – intertransversários, multífidos, quadrado do lombo.

Comentários

Pesquisas já comprovaram que a incapacidade de realizar flexão lateral é um indicador de risco para dor lombar recorrente inespecífica e também para a ocorrência de lesões. Além disso, os atletas que executam ações acima da cabeça para obtenção de distância ou força máximas, por exemplo, jogadores de beisebol, zagueiros (*quarterbacks*) de futebol americano e lançadores de dardo, dependem de flexores laterais relaxados. Esses músculos também são importantes para golpear acima da cabeça (p. ex., saques nos esportes de raquete e cortadas no vôlei) e nos movimentos para alcançar altura máxima (como ao cravar a bola na cesta de basquete ou ao dar uma cortada no vôlei). Também para ginastas, praticantes de dança moderna, bailarinos e mergulhadores esses músculos precisam estar soltos. Além disso, flexores laterais enrijecidos podem resultar em uma forma de escoliose. A única ação do quadrado do lombo é a flexão lateral, e a rigidez nesse músculo resultaria em perda da estabilidade lateral da coluna vertebral, o que, por sua vez, acarretaria encurvamento da coluna vertebral para a esquerda ou para a direita.

A ocorrência de flexão ou extensão na cintura diminui a eficácia deste alongamento. Além disso, mantenha as nádegas e coxas em total contato com a cadeira. Quanto mais próximo o cotovelo se aproximar do chão, mais difícil será permanecer sentado na cadeira. Se o executante prender as pernas e os pés em torno das pernas da cadeira, isso o ajudará a manter as nádegas e coxas em contato com o assento.

ALONGAMENTO DOS FLEXORES LATERAIS DA PARTE INFERIOR DO TRONCO, NÍVEL INTERMEDIÁRIO

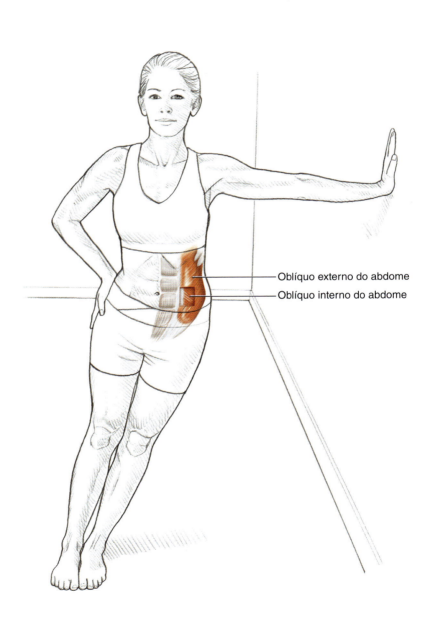

- Oblíquo externo do abdome
- Oblíquo interno do abdome

Execução

1. Fique em pé com os pés juntos, com o lado esquerdo do corpo voltado para uma parede, à distância aproximada de um braço.
2. Coloque a palma da mão esquerda na parede, à altura do ombro. Coloque a base da palma da mão direita na articulação do quadril.
3. Mantendo as pernas retas, contraia as nádegas e gire levemente os quadris em direção à parede.
4. Use a mão direita para empurrar o quadril direito em direção à parede.
5. Repita esses passos para o outro lado.

Músculos alongados

Músculos mais alongados: lado esquerdo – oblíquo externo do abdome, oblíquo interno do abdome, rotadores.

Músculos menos alongados: lado esquerdo – intertransversários, multífidos, quadrado do lombo.

Comentários

Muitos esportes dependem da flexão lateral do tronco. Tendo em vista que muitas dessas atividades enfatizam mais um dos lados do corpo em relação ao outro lado, é fácil que ocorra algum desequilíbrio entre os lados. O lado ativo pode ficar retesado por estar sobrecarregado. Se o lado não funcional ficar sem uso durante longos períodos, poderá ocorrer encurtamento dos músculos. Também pode ocorrer desequilíbrio entre os lados do corpo como resultado do levantamento de grandes pesos, sobretudo se um dos lados estiver substancialmente mais robusto. Esse desequilíbrio também pode ser decorrente da participação em atividades como artes marciais e futebol americano, nas quais o corpo sofre fortes golpes. Para a restauração da flexibilidade, esse exercício é mais apropriado do que o alongamento básico dos flexores laterais da parte inferior do tronco, pois a pessoa faz o exercício em pé, o que mimetiza as atividades esportivas citadas.

Na execução deste exercício, é muito fácil perder o equilíbrio; assim, você deve escolher uma superfície antiderrapante. Mantenha o braço esquerdo esticado, mas não trave o cotovelo. É possível aumentar a quantidade de alongamento mantendo os pés mais afastados da parede, apoiando o antebraço esquerdo na parede, em vez da mão, ou ambos.

ALONGAMENTO DOS FLEXORES LATERAIS DA PARTE INFERIOR DO TRONCO, EM PÉ, NÍVEL AVANÇADO

Execução

1. Fique em pé; as pernas devem ficar separadas por uma distância de 60-90 cm, com o pé direito cerca de 30 cm à frente do pé esquerdo.
2. Coloque as duas mãos perto do quadril direito.
3. Arqueie lentamente as costas, contraindo as nádegas e projetando os quadris para a frente.
4. Continuando a arquear as costas, gire o tronco para a esquerda e deixe a cabeça cair para o lado direito.
5. Deslize as mãos pela nádega direita e ao longo da perna direita.
6. Repita esses passos para o outro lado.

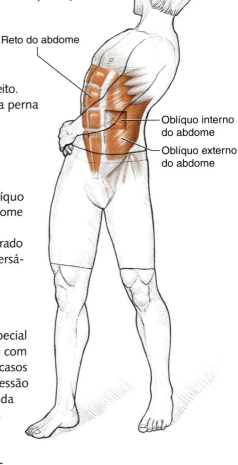

Músculos alongados

Músculos mais alongados: reto do abdome, oblíquo externo do abdome esquerdo, oblíquo interno do abdome esquerdo.

Músculos menos alongados: lado esquerdo – quadrado do lombo, psoas maior, ilíaco, rotadores, intertransversários.

Comentários

Este exercício é potencialmente perigoso, em especial para pessoas com encurvamento da região dorsal ou com fraqueza nos músculos abdominais. Ele pode piorar casos de encurvamento do dorso, além de causar compressão dos discos intervertebrais, bloqueio das articulações da coluna vertebral e pinçamento dos nervos espinais que emergem das vértebras lombares. Este alongamento será recomendável apenas para pessoas que estejam muito tensas e que não apresentam arqueamento da região dorsal. Além disso, este exercício apenas deverá ser praticado quando os outros alongamentos para os flexores da parte inferior do dorso não tiverem proporcionado qualquer melhora. Durante este alongamento, faça arqueamento mínimo e certifique-se de contrair as nádegas durante o arqueamento. A contração das nádegas diminui o estresse na região lombar. Finalmente, é muito fácil perder o equilíbrio durante a execução desse exercício, assim, tome um cuidado extra.

CAPÍTULO 5
QUADRIS

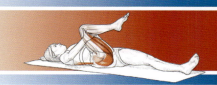

No nosso corpo, os ossos do quadril e o fêmur formam a estrutura esquelética na região do quadril. A cabeça do fêmur se encaixa na fossa acetabular, uma cavidade existente na pelve, para formar a articulação do quadril. Essa articulação esferóidea possibilita a maior amplitude de movimentos no corpo. Os movimentos da articulação do quadril são flexão/extensão, abdução/adução e rotação medial/rotação lateral. Ao redor das articulações do quadril existem vários grupos musculares volumosos e robustos, que possibilitam os principais movimentos dos membros inferiores, necessários para nossas atividades do dia a dia.

Muitos músculos, bem como vários ligamentos que circundam a articulação do quadril, propiciam apoio vigoroso. O ligamento redondo conecta a cabeça do fêmur e a incisura do acetábulo da pelve, fazendo com que essas estruturas permaneçam unidas. Os ligamentos iliofemoral, isquiofemoral e pubofemoral proporcionam sustentação extra para que a cabeça do fêmur permaneça no interior da fossa acetabular de forma firme, ajustada e comprimida durante todas as atividades cotidianas. O lábio do acetábulo avança ao longo da borda da fossa acetabular para, assim, aprofundar a cavidade do quadril; com isso, a articulação do quadril recebe apoio extra. Todas essas estruturas se combinam para proteger a articulação do quadril, além de torná-la bastante forte e capaz de dar conta das demandas representadas pelos constantes movimentos musculares.

À exceção de dois, todos os demais músculos do quadril (Fig. 5.1) avançam entre os ossos do quadril e o osso da coxa (i. e, fêmur). As duas exceções são o psoas maior e o piriforme, que se localizam entre a parte inferior da coluna vertebral e o fêmur. Entre as estruturas musculares que mobilizam a articulação do quadril, podem ser observados alguns dos maiores músculos (adutor magno e glúteo máximo), mas também alguns dos menores (gêmeos superior e inferior). Os músculos anteriores (frontais) – psoas maior, ilíaco, reto femoral e sartório – flexionam o quadril e são utilizados durante a caminhada para fazer com que a perna seja projetada para a frente. Os músculos posteriores (dorsais) – glúteo máximo, bíceps femoral, semimembranáceo e semitendíneo – permitem que a perna oscile para trás durante a marcha. Um grupo de grandes músculos (adutor curto, adutor magno, adutor longo, grácil e pectíneo) na face medial (interna) da coxa mantém as pernas centradas sob o corpo. Um grupo de músculos pequenos (glúteo médio, glúteo mínimo, piriforme, gêmeo superior, gêmeo inferior, obturador interno, obturador externo, quadrado femoral e tensor da fáscia lata) na face lateral (externa) da coxa permite que as pernas se abram para os lados. Outro grupo que representa mais de 75% dos músculos do quadril é o dos rotadores laterais do quadril, formados pelo glúteo máximo, glúteo médio, glúteo mínimo, piriforme, gêmeo superior, obturador interno, gêmeo inferior, obturador externo, quadrado femoral, psoas maior, ilíaco, reto femoral, sartório, adutor curto, adutor magno, adutor longo e pectíneo.

A amplitude de movimento, ou o grau de liberdade para movimentação do quadril, depende de vários fatores, incluindo a estrutura óssea; força muscular; rigidez do tecido muscular, tendões e ligamentos; e restrições anatômicas. Para a execução da flexão do quadril, a amplitude de

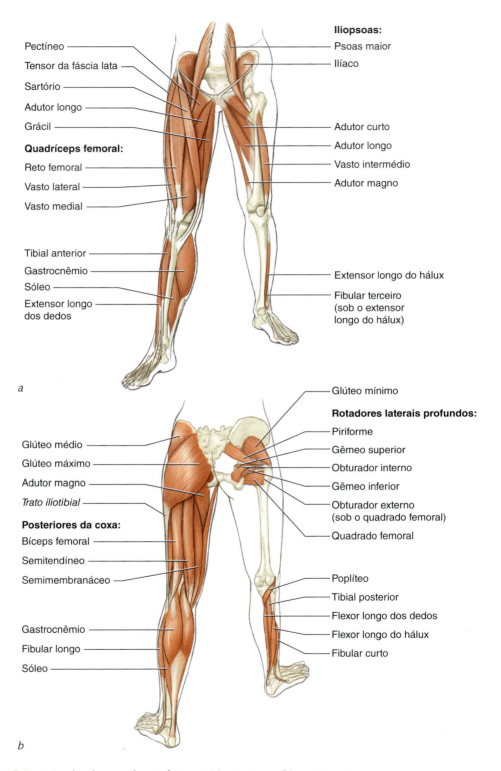

Figura 5.1 Músculos dos membros inferiores: *(a)* anteriores; *(b)* posteriores.

movimento fica limitada pela força do flexor do quadril, pela rigidez dos músculos posteriores da coxa e pelo contato da perna com o abdome. A extensão fica influenciada pela força do extensor do quadril e pela rigidez dos flexores do quadril e dos ligamentos que envolvem a articulação esferóidea. A abdução do quadril fica limitada não apenas pela força e rigidez dos adutores, mas também pela rigidez dos ligamentos pubofemoral e iliofemoral e pelo contato ósseo do colo do fêmur com a borda acetabular. Por outro lado, a adução do quadril fica limitada pela força dos adutores e pela rigidez dos abdutores, assim como pela tensão dos ligamentos iliofemoral e do capitato. Além da força muscular dos agonistas e da rigidez dos músculos antagonistas, o movimento de rotação medial fica contido pelos ligamentos iliofemoral e isquiofemoral, enquanto a rotação lateral fica restringida pela tensão no ligamento iliofemoral.

Ao contrário do que se pensava tempos atrás, a flexibilidade tem mais a ver com a função geral do corpo. Por exemplo, uma diminuição da flexibilidade sugere que o corpo está envelhecendo. A diminuição da atividade física também resulta em redução da flexibilidade. À medida que as pessoas envelhecem e reduzem sua atividade física, devem dar continuidade ao alongamento dos grupos musculares com o objetivo de preservar a mobilidade e a amplitude de movimento nas articulações. A região do quadril está localizada no meio do corpo; assim, os problemas nessa área tendem a se irradiar e, com isso, afetam muitas outras partes do corpo. É possível reduzir e até mesmo evitar muitos problemas no quadril, mas para tanto devemos prestar mais atenção à força e flexibilidade das articulações.

A título de exemplo, frequentemente a dor na região do quadril ou nas nádegas está associada à pouca flexibilidade do quadril. Isso ocorre particularmente depois de uma corrida ou de uma caminhada em terreno com inclinações ou declives íngremes, ou mesmo em superfícies inclinadas. A dor no quadril, percebida geralmente 1-2 dias depois de realizada a atividade, é causada pelo uso prolongado dos músculos rotadores laterais do quadril que, por sua vez, provoca lesões aos músculos e tecidos conjuntivos, tanto no interior como em torno dos músculos. Infelizmente, os músculos rotadores laterais do quadril são pequenos e em geral fracos. Assim, durante as atividades típicas de treinamento de força, esses músculos não são beneficiados. Portanto, a prática do alongamento desses músculos antes e depois da atividade poderá ajudar a diminuir essa dor e a torná-los mais fortes. Além disso, os músculos rotadores laterais do quadril são os músculos menos alongados na parte inferior do corpo, provavelmente porque esses grupos musculares também são os que oferecem mais dificuldade para seu alongamento. Todos nós tendemos a ignorar esses locais do corpo, que geralmente são mais problemáticos. No lado positivo, facilmente podemos nos concentrar no alongamento desses grupos musculares enrijecidos e doloridos.

Os alongamentos para os quadris descritos neste livro estão agrupados em conformidade com os grupos musculares que estão sendo alongados. Esses alongamentos são listados e descritos em ordem de dificuldade: do mais fácil até o mais difícil. Em primeiro lugar, são explicados os alongamentos para os músculos flexores do quadril; em seguida, vêm os alongamentos para os extensores do quadril, adutores do quadril e rotadores laterais do quadril, nessa ordem – do alongamento mais fácil até o mais difícil em cada categoria. Os leitores neófitos em programas de alongamento tendem a demonstrar menor flexibilidade; assim, devem começar com o nível mais fácil de alongamento. No presente programa, a decisão de passar para um alongamento mais difícil deve ser tomada quando você se sentir confiante de que é capaz de avançar para o próximo nível. Para instruções detalhadas, consulte as informações sobre programas de alongamento no Capítulo 9.

Também é recomendável que os alongamentos descritos no livro sejam explorados a partir de diferentes ângulos de tração. Mediante o artifício de alterar ligeiramente a posição das partes do corpo, por exemplo, as mãos ou o tronco, a tração dos músculos fica modificada. Essa abordagem é a melhor maneira de descobrir onde estão localizadas as tensões e dores em músculos específicos. A exploração de diferentes ângulos durante o alongamento também fará com que seu programa de alongamento se torne mais versátil.

Todas as instruções e ilustrações deste capítulo são específicas para o lado direito do corpo. Para o lado esquerdo, devem ser usados procedimentos semelhantes, porém opostos. Os alongamentos descritos neste capítulo são excelentes exercícios gerais; no entanto, é provável que nem todos os alongamentos sejam completamente adequados às necessidades de cada pessoa. Como regra geral, o exercício deve envolver um ou mais movimentos na direção oposta aos movimentos do músculo-alvo, para que o alongamento de músculos específicos seja efetivo. Assim, se você quiser alongar o adutor magno direito, por exemplo, execute um movimento que envolva extensão, rotação medial e abdução da perna direita. Diante de um músculo com alto grau de rigidez, use menos movimentos opostos simultâneos. E para alongar um adutor magno muito tenso, comece fazendo apenas abdução do quadril. À medida que o músculo for se soltando, será possível incorporar mais movimentos opostos simultâneos.

ALONGAMENTO DOS EXTENSORES DO QUADRIL E DO TRONCO

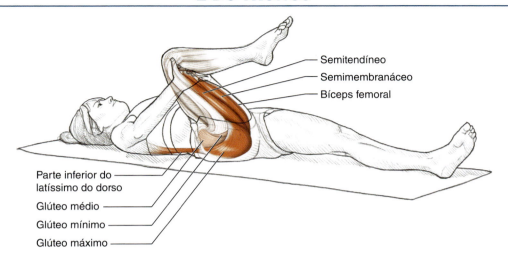

Execução

1. Deite-se de costas em uma superfície confortável.
2. Flexione o joelho direito e mobilize-o em direção ao tórax.
3. Enquanto mantém a perna esquerda colada à superfície, segure a parte posterior da coxa direita com ambas as mãos e puxe-a para baixo, o máximo possível, em direção ao tórax.
4. Repita este alongamento com a outra perna.

Músculos alongados

Músculos mais alongados: lado direito – glúteo máximo, eretor da espinha, parte inferior do latíssimo do dorso, semitendíneo, semimembranáceo, bíceps femoral.

Músculos menos alongados: lado direito – glúteo médio, glúteo mínimo.

Comentários

Este é outro alongamento útil e eficaz para pessoas que estejam padecendo de dores lombares, pélvicas ou no quadril. Com frequência a dor na região pélvica é reflexo de dor muscular e, quando os músculos estão doloridos, muitas vezes a pessoa também sente que estão retesados. Pessoas nessa condição tendem a limitar a amplitude de movimento dos músculos afetados, na tentativa de evitar a dor. Assim, dependendo da intensidade da dor, atividades cotidianas normais podem ficar significativamente afetadas. Em vez de evitar o movimento, as pessoas com esse problema devem tentar mobilizar e alongar os músculos lesionados. A prática do alongamento dos extensores do quadril e do dorso proporcionará maior flexibilidade e força para esses grupos musculares, o que, por sua vez, ajudará a reduzir a probabilidade (ou a gravidade) de lesões futuras.

Para as finalidades de aquecimento, é recomendável que, no início, as duas pernas sejam simultaneamente exercitadas. Terminado o aquecimento, conduza um joelho de cada vez até o tórax. Além disso, a tração do joelho na direção da axila maximizará a eficácia deste alongamento.

ALONGAMENTO DOS ROTADORES LATERAIS DO QUADRIL, POSIÇÃO SENTADA, NÍVEL INICIANTE

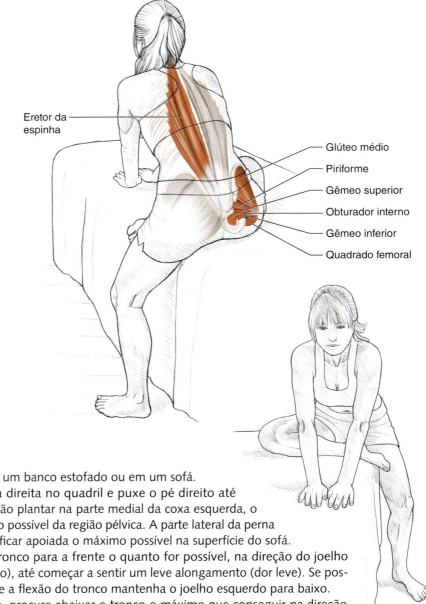

Execução

1. Sente-se em um banco estofado ou em um sofá.
2. Gire a perna direita no quadril e puxe o pé direito até apoiar a região plantar na parte medial da coxa esquerda, o mais próximo possível da região pélvica. A parte lateral da perna direita deve ficar apoiada o máximo possível na superfície do sofá.
3. Flexione o tronco para a frente o quanto for possível, na direção do joelho direito (flexão), até começar a sentir um leve alongamento (dor leve). Se possível, durante a flexão do tronco mantenha o joelho esquerdo para baixo.
4. Ao curvar-se, procure abaixar o tronco o máximo que conseguir na direção do pé direito.
5. Repita este alongamento com a outra perna.

Músculos alongados

Músculos mais alongados no lado direito: glúteo máximo, glúteo médio, glúteo mínimo, piriforme, gêmeo superior, gêmeo inferior, obturador externo, obturador interno, quadrado femoral.

Músculos mais alongados no lado esquerdo: eretor da espinha, parte inferior do latíssimo do dorso.

Comentários

Este alongamento é a versão de mais baixo estresse entre os alongamentos dos rotadores laterais do quadril e, como tal, é o melhor exercício a ser usado por principiantes. Os pequenos músculos rotadores laterais do quadril estão localizados na face lateral/dorsal do quadril, abaixo do músculo glúteo máximo. Se você sentir alguma tensão ou sensação dolorosa nessa região, especialmente depois de uma caminhada, corrida ou escalada, use este alongamento de baixa intensidade para aliviar o estresse que foi imposto a esses músculos durante essas atividades. Esses músculos são utilizados sempre que o quadril gira em uma direção para fora, como durante uma caminhada ou corrida. Se os músculos rotadores laterais não estiverem suficientemente fortes ou flexíveis, poderão facilmente ficar doloridos e retesados.

Este alongamento em particular pode ser executado tranquilamente na posição sentada em um sofá ou cama, e trata-se de um dos alongamentos mais fáceis de fazer para esses grupos musculares. Faça este exercício de alongamento na posição sentada com a perna direita para cima, perfeitamente apoiada e dobrada em um ângulo de 90° ou menos na superfície do sofá, com a perna esquerda pendendo para o chão; essa é uma posição relaxante. No caso de menor flexibilidade, ou se você estiver iniciando um programa de alongamento, a melhor estratégia seria começar este alongamento com o joelho direito em uma posição menos dobrada (com um ângulo superior a 90°). Com o passar do tempo, trabalhe gradativamente para maior flexão do joelho, à medida que sua flexibilidade for aumentando. Lembre-se de dobrar o tronco, a partir do quadril, para a frente. Também será benéfico manter o dorso reto; ao realizar o alongamento, relaxe os ombros e não encurve as costas.

ALONGAMENTO DOS EXTENSORES E ROTADORES LATERAIS DO QUADRIL, POSIÇÃO SENTADA, NÍVEL INTERMEDIÁRIO

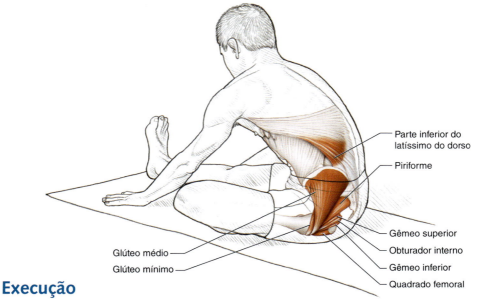

Execução

1. Sente-se com a perna direita estendida diretamente para a frente. Flexione o joelho esquerdo e coloque a planta do pé esquerdo contra o lado medial da coxa direita, o mais próximo possível da área pélvica. Coloque as mãos no chão, próximo às coxas.
2. Mantendo o tronco reto, flexione-o o máximo possível para a frente, a partir da articulação do quadril, na direção do joelho direito (que está esticado), até começar a sentir um leve alongamento (dor leve). Se for possível, mantenha o joelho direito abaixado, junto ao chão, enquanto estiver flexionando o tronco. Procure alcançar seu pé direito com os braços.
3. Repita este alongamento com a outra perna.

Músculos alongados

Músculos mais alongados no lado esquerdo: glúteo médio, glúteo mínimo, piriforme, gêmeo superior, gêmeo inferior, obturador externo, obturador interno, quadrado femoral, eretor da espinha, parte inferior do latíssimo do dorso.

Músculos mais alongados no lado direito: semitendíneo, semimembranáceo, bíceps femoral, glúteo máximo, gastrocnêmio.

Músculos menos alongados no lado direito: sóleo, plantar.

Comentários

É comum que os músculos rotadores laterais do quadril fiquem negligenciados nas rotinas de alongamento. O uso excessivo desses músculos em atividades como basquete, futebol e hóquei pode causar dor, retesamento ou até mesmo lesão nessa área. Além disso, em geral a pouca flexibilidade leva a um desempenho de menor qualidade. Os participantes desses esportes fazem abundantes deslocamentos laterais, e, sempre que ocorre rotação lateral do quadril, muitos desses músculos são postos para trabalhar. O uso habitual deste alongamento aumentará a flexibilidade e a força.

VARIAÇÃO

Alongamento dos rotadores laterais e extensores do quadril, posição sentada, nível intermediário

Se o tronco for flexionado na direção do joelho esquerdo e não do joelho direito, essa modificação diminuirá o trabalho no grupo dos músculos mais alongados do lado esquerdo do corpo e aumentará o trabalho no grupo dos músculos mais alongados do lado direito. Sente-se com a perna direita estendida diretamente para a frente. Flexione o joelho esquerdo e coloque a planta do pé esquerdo contra a parte medial da coxa direita, o mais próximo possível da área pélvica. Flexione o máximo possível o tronco na direção do joelho esquerdo (que está dobrado), até começar a sentir um leve alongamento (dor leve). Repita na outra perna.

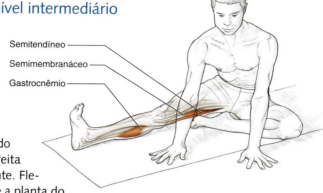

VARIAÇÃO

Alongamento dos rotadores laterais e extensores do quadril, flexores do joelho e flexores plantares, posição sentada, nível intermediário

Modifique o alongamento dos extensores e rotadores laterais do quadril (posição sentada, nível intermediário) de modo a incluir os músculos sóleo, poplíteo, flexor longo dos dedos, flexor longo do hálux, tibial posterior, gastrocnêmio e músculos plantares da parte inferior da perna na forma de um alongamento combinado. Sente-se com a perna direita estendida diretamente para a frente. Flexione o joelho esquerdo e posicione a planta do pé esquerdo contra a parte medial da coxa direita, o mais próximo possível da área pélvica. Flexione o máximo possível o tronco na direção do joelho direito (que está esticado), até começar a sentir um leve alongamento (dor leve). Ao dobrar-se para a frente, estique o braço direito, segure o pé direito e puxe lentamente os dedos do pé em direção ao joelho (posição de dorsiflexão).

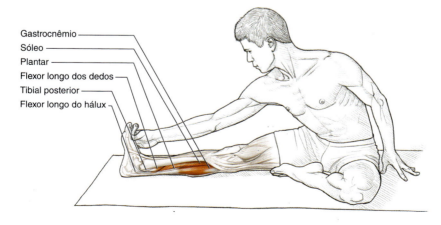

ALONGAMENTO DOS ROTADORES LATERAIS DO QUADRIL, EM PÉ, NÍVEL AVANÇADO

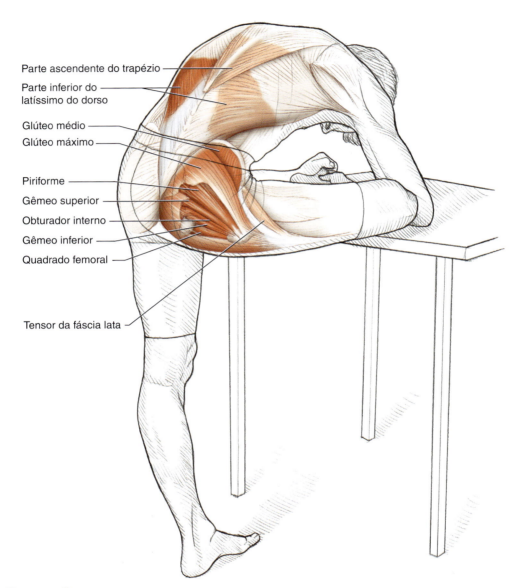

Parte ascendente do trapézio
Parte inferior do latíssimo do dorso
Glúteo médio
Glúteo máximo
Piriforme
Gêmeo superior
Obturador interno
Gêmeo inferior
Quadrado femoral
Tensor da fáscia lata

Execução

1. Fique em pé apoiado na perna esquerda, com o joelho esticado. Posicione-se voltado para uma superfície de apoio, por exemplo, uma mesa, a borda de um sofá ou uma barra que esteja ao nível dos quadris, ou um pouco abaixo.
2. Flexione a coxa direita no quadril em um ângulo de 90° e apoie-a na superfície de apoio. A face lateral da perna direita repousa tão plana quanto possível sobre a superfície. Você pode colocar uma toalha ou travesseiro embaixo do pé/perna direita para amortecimento.

3. Abaixe o máximo possível o tronco em direção ao pé direito, mantendo o joelho direito o mais junto possível da superfície.
4. Repita este alongamento com a outra perna.

Músculos alongados

Músculos mais alongados: lado direito – glúteo máximo, glúteo médio, glúteo mínimo, piriforme, gêmeo superior, gêmeo inferior, obturador externo, obturador interno, quadrado femoral; lado esquerdo – parte inferior do eretor da espinha, parte inferior do latíssimo do dorso.

Músculos menos alongados: lado direito – tensor da fáscia lata, parte inferior do latíssimo do dorso, parte ascendente do trapézio.

Comentários

Não é raro que, periodicamente, notemos uma intensa sensação dolorosa ou de tensão na área do quadril, como resultado de certos tipos de movimentos dos exercícios. Muitas vezes, isso se deve ao uso excessivo dos músculos rotadores laterais do quadril em atividades como patinação no gelo, patinação de rodas, ou esqui *cross-country* em estilo de patinação. Esses músculos estão localizados no tecido profundo do quadril, logo abaixo do músculo glúteo máximo.

Este é um alongamento mais avançado do que os descritos anteriormente neste capítulo. Trata-se de um dos melhores alongamentos para os músculos rotadores laterais do quadril. Ao posicionar a perna direita dobrada sobre a superfície de apoio, certifique-se de que toda ela fique apoiada na superfície. Isso ajuda a perna a ficar em uma posição de mínimo estresse na articulação do joelho. Além disso, se você usar algum amortecimento extra embaixo da perna dobrada, se sentirá mais confortável durante o alongamento.

Certifique-se de baixar o tronco para a frente usando a articulação do quadril até onde for possível. Mantenha o tronco como uma unidade reta; não deixe que ocorra encurvamento dorsal. Ao dobrar o tronco em direção ao joelho direito, em vez do joelho esquerdo, você diminuirá o trabalho dos músculos mais alongados no lado direito do corpo e aumentará o trabalho dos músculos mais alongados do lado esquerdo.

Além disso, se a altura da perna direita for lentamente aumentada (talvez alguns centímetros a cada 2-4 semanas), este alongamento ficará ainda mais desafiador. O aumento da altura da mesa, banco etc. em até 30 cm acima dos quadris aumentará o alongamento ao nível máximo possível para esses grupos musculares.

ALONGAMENTO DOS EXTENSORES E ROTADORES LATERAIS DO QUADRIL, EM DECÚBITO DORSAL

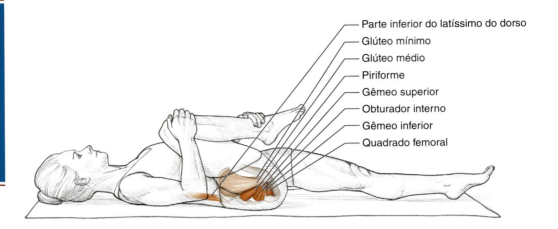

Parte inferior do latíssimo do dorso
Glúteo mínimo
Glúteo médio
Piriforme
Gêmeo superior
Obturador interno
Gêmeo inferior
Quadrado femoral

Execução

1. Deite-se de costas (decúbito dorsal) sobre uma superfície confortável.
2. Faça uma rotação lateral com a perna direita e, simultaneamente, flexione o joelho direito e conduza o pé direito até a linha mediana do corpo. O joelho fica com um alinhamento para fora do tórax, apontando para o lado. Mantendo a perna esquerda em repouso sobre a superfície, segure o joelho direito com a mão direita e o tornozelo direito com a mão esquerda. Puxe o máximo possível a perna, como um todo, na direção do tórax.
3. Repita este alongamento com a outra perna.

Músculos alongados

Músculos mais alongados: lado direito – glúteo máximo, piriforme, gêmeo superior, gêmeo inferior, obturador externo, obturador interno, quadrado femoral, parte inferior do latíssimo do dorso, eretor da espinha.

Músculos menos alongados: lado direito – glúteo médio, glúteo mínimo.

Comentários

Esta é outra versão de um alongamento de baixo estresse para os músculos extensores e rotadores laterais do quadril. Esses músculos em particular podem ficar doloridos ou retesados em seguida à prática de atividades não habituais nas rotinas diárias, ou quando os músculos são submetidos a estresses incomuns. Por exemplo, ao participar de improviso em uma partida de futebol com seus filhos ou amigos, situação em que há necessidade de dar arrancadas de corrida, pular e fazer mudanças súbitas de direção. Tais atividades podem facilmente resultar, mais tarde, em desconforto ou em dores musculares. Há também ocasiões em que a pessoa sente que a área está dolorida, mas tem dificuldade em lembrar qual ação ou movimento pode ter causado a dor muscular. De qualquer forma, em presença de dor ou tensão, esse é um sinal de que já é hora de começar com o alongamento dos músculos afetados. Se você estiver iniciando seus exercícios, ou se pratica uma rotina de alongamento relativamente há pouco tempo, esse é um ótimo exercício inicial. Como em muitos dos alongamentos descritos neste livro, é mais fácil começar a rotina na posição sentada ou deitada.

Para que a eficácia deste alongamento seja maximizada, o procedimento mais adequado consiste em mobilizar o máximo possível o tornozelo na direção da cabeça e acima dela. Esse movimento promoverá máximo alongamento dos músculos-alvo. Por outro lado, a mobilização do tornozelo ligeiramente para a direita ou para a esquerda do corpo resultará em tração adicional nos diversos músculos constituintes desses rotadores do quadril. Sempre que for tentado qualquer movimento novo ou pouco habitual – como acontece com as variações deste alongamento – certifique-se de ter levado em conta as devidas precauções com sua segurança. Especificamente nesse caso, coloque um suporte extra por trás do joelho esquerdo; para tanto, use a mão esquerda ou uma toalha. Em uma posição flexionada, como ocorre neste alongamento, o joelho fica vulnerável a lesões, especialmente ao serem experimentados novos movimentos.

ALONGAMENTO DOS ROTADORES LATERAIS DO QUADRIL E EXTENSORES DO TRONCO

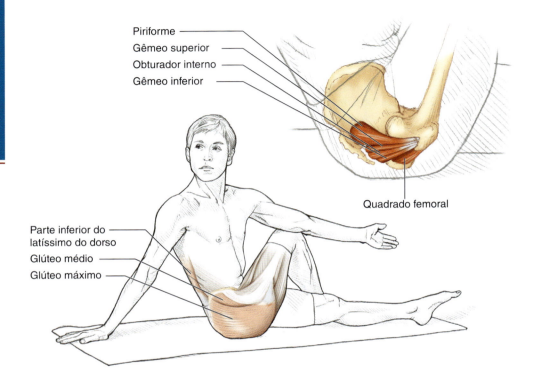

Execução

1. Sente-se no chão com a perna esquerda estendida.
2. Flexione a perna direita e coloque o pé direito no chão, ao lado da face lateral do joelho esquerdo.
3. Flexione o braço esquerdo e posicione a parte externa do cotovelo esquerdo contra a face lateral do joelho direito (que está levantado).
4. Apoie o braço direito esticado contra o chão, perto do quadril direito.
5. Empurre o cotovelo esquerdo contra o joelho direito, torcendo o tronco o máximo possível para o lado direito. Mantenha a pressão com o cotovelo esquerdo que seja suficiente para conservar o joelho direito em uma posição estável.
6. Repita este alongamento com a outra perna.

Músculos alongados

Músculos mais alongados no lado direito: glúteo máximo, glúteo médio, glúteo mínimo, piriforme, gêmeo superior, gêmeo inferior, obturador externo, obturador interno, quadrado femoral, parte inferior do latíssimo do dorso, eretor da espinha.

Músculos menos alongados no lado esquerdo: glúteo máximo, glúteo médio, eretor da espinha, parte inferior do latíssimo do dorso.

Comentários

Este alongamento de baixa intensidade é bastante adequado para quem esteja sentindo dor na região lombar e no quadril. Problemas lombares podem ser bastante comuns em qualquer população adulta, mas tendem a se tornar mais prevalentes à medida que vamos envelhecendo. A dor nessa área pode ser atribuída a uma lesão específica, ou simplesmente ser o resultado de um evento cumulativo que envolva o uso dos músculos dorsais ao longo do tempo. Outra causa de dor/desconforto lombar é o enfraquecimento dos músculos abdominais e dorsais, ou um desequilíbrio muscular entre esses dois grupos de músculos. Essa condição também tende a irradiar as sensações de dor para a área pélvica; nesse caso, a capacidade de realizar conforta-velmente as tarefas diárias poderá ficar limitada. Para ajudar a aliviar essa dor e diminuir o des-conforto, seria extremamente válido dar logo início à prática deste alongamento de baixa intensidade. A prática habitual deste alongamento fortalecerá essa área e ajudará a diminuir futuras recorrências dos episódios dolorosos.

Ao executar este alongamento, tente manter o tronco na posição vertical. Não arqueie as costas nem se incline para a frente. Tenha o cuidado de girar o tronco com um movimento lento. Essa medida ajudará a controlar a quantidade de alongamento nos músculos-alvo. Mantenha a posição apoiando o cotovelo direito contra o joelho esquerdo.

ALONGAMENTO DOS ADUTORES DO QUADRIL, EM PÉ COM O JOELHO FLEXIONADO, NÍVEL INICIANTE

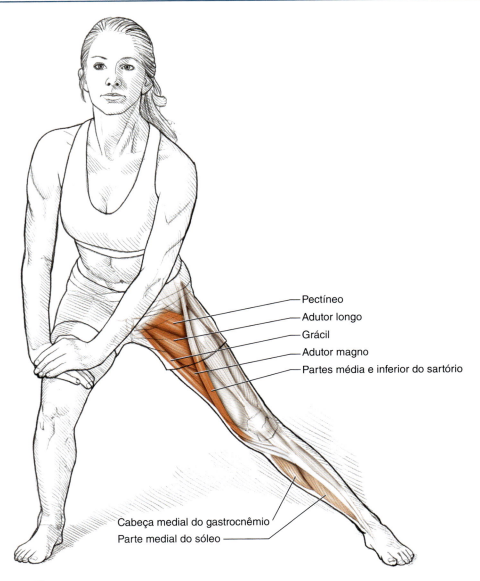

Execução

1. Fique em pé com as pernas afastadas a uma distância superior à largura dos ombros, com o pé esquerdo apontando para fora.
2. Abaixe os quadris até uma posição semiagachada, flexionando o joelho direito e deslizando o pé esquerdo para fora e para a esquerda; o joelho esquerdo deve permanecer estendido.
3. Coloque as mãos acima do joelho direito para apoio e equilíbrio, ou se apoie em um objeto para se equilibrar.
4. Repita este alongamento com a outra perna.

Músculos alongados

Músculos mais alongados: lado esquerdo – grácil, adutor magno, adutor longo, adutor curto, pectíneo, partes média e inferior do sartório, semitendíneo, semimembranáceo.

Músculos menos alongados: lado esquerdo – cabeça medial do gastrocnêmio, parte medial do sóleo, flexor longo dos dedos.

Comentários

Este é um dos alongamentos de mais fácil execução para os músculos da parte medial da coxa. A maioria das pessoas não usa muito esses músculos mediais durante as atividades normais do dia a dia. Consequentemente, esses músculos tendem a ser mais fracos do que outros músculos nas regiões da coxa e do quadril e, como resultado, podem entrar em fadiga mais rapidamente. Em alguns casos, a participação em atividades ocasionais, como caminhar ou correr em terrenos acidentados, subir e descer escadas, ou até mesmo participar de uma partida de basquete com amigos, poderá gerar sensações de espasmos musculares – um sinal de fadiga – na parte medial da coxa. Se isso ocorrer, recomenda-se o alongamento dos músculos afetados durante alguns minutos, para soltá-los. Na maioria dos casos, uma vez praticado o alongamento, a atividade poderá ser retomada. Devemos ter em mente que é sempre benéfico realizar uma série de alongamentos leves antes de iniciar qualquer tipo de exercício, esporte ou atividade intensa. Essa prática minimiza a possibilidade de lesão ou desconforto em qualquer grupo muscular do corpo.

Durante este alongamento, mantenha o tronco o mais ereto possível. Será mais confortável permitir que seu peso repouse na superfície medial do pé esquerdo. Para incrementar o alongamento, flexione o tronco para a direita e pressione simultaneamente a coxa direita para baixo com as duas mãos.

ALONGAMENTO DOS ADUTORES DO QUADRIL, POSIÇÃO SENTADA, NÍVEL AVANÇADO

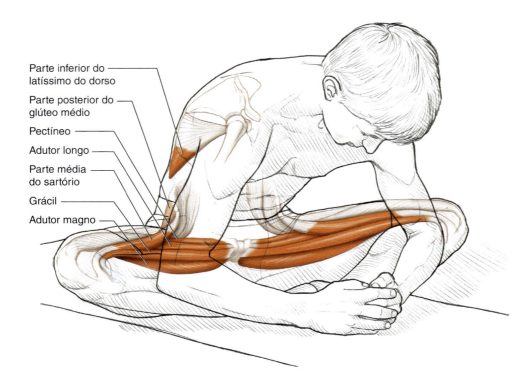

Parte inferior do latíssimo do dorso
Parte posterior do glúteo médio
Pectíneo
Adutor longo
Parte média do sartório
Grácil
Adutor magno

Execução

1. Sente-se no chão em posição de lótus (joelhos dobrados, pés juntos com as plantas se tocando).
2. Aproxime os calcanhares o máximo possível das nádegas. (A distância dependerá do seu grau de flexibilidade.)
3. Segure os pés ou o local imediatamente acima dos tornozelos, com os cotovelos se abrindo para os lados e tocando as pernas logo abaixo dos joelhos.
4. Flexione o tronco em direção aos pés e pressione a parte inferior das coxas e joelhos para baixo com os cotovelos durante o alongamento.

Músculos alongados

Músculos mais alongados: grácil, adutor magno, adutor longo, adutor curto, pectíneo, parte média do sartório, parte inferior do eretor da espinha, parte inferior do latíssimo do dorso.

Músculos menos alongados: glúteo máximo, parte posterior do glúteo médio.

Comentários

Os músculos-alvo deste alongamento – adutores curto, longo e magno, grácil, sartório e pectíneo – estão localizados no lado medial (interno) do quadril e da coxa. Esses músculos são razoavelmente volumosos e responsáveis pela adução do quadril (ou seja, a movimentação da perna em direção à linha mediana do corpo). O uso exaustivo da adução do quadril é típico de certas atividades competitivas ou recreativas, como patinação no gelo, patinação de rodas, ou esqui *cross-country* em estilo de patinação. A maioria das pessoas se envolve em tais atividades apenas ocasional ou sazonalmente. A menos que o treinamento ou condicionamento seja efetuado na forma de uma rotina habitual, não é raro que aqueles participantes mais esporádicos sintam tensão ou uma sensação dolorosa depois da atividade. Para que os sintomas não se tornem mais graves, é recomendável que esses músculos sejam alongados antes, durante (se necessário) e depois da atividade.

O grau de alongamento para os músculos-alvo dependerá da distância entre os calcanhares e as nádegas. Quanto mais próximos estiverem os calcanhares das nádegas, maior será o alongamento. Além disso, a quantidade de alongamento aplicada a esses músculos adutores pode ser controlada pelo grau de pressão exercida na parte inferior das coxas e joelhos pelos cotovelos. O alongamento pode ser ainda mais intensificado se você segurar os pés e usá-los como uma alavanca para puxar o tronco para a frente. Essa técnica não só alongará os músculos adutores do quadril, mas também funcionará como alongamento eficaz para os músculos lombares. O posicionamento dos calcanhares a cerca de 30 cm de distância das nádegas intensifica o alongamento dos músculos glúteo máximo, glúteo médio e eretor da espinha e, além disso, faz com que a maior parte do alongamento incida nas origens dos músculos adutores.

ALONGAMENTO DOS ADUTORES E EXTENSORES DO QUADRIL, POSIÇÃO SENTADA

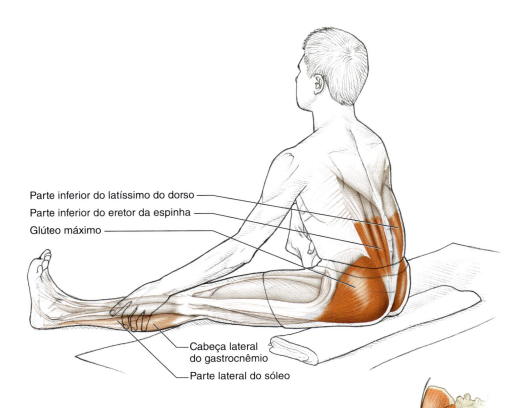

Parte inferior do latíssimo do dorso
Parte inferior do eretor da espinha
Glúteo máximo
Cabeça lateral do gastrocnêmio
Parte lateral do sóleo

Execução

1. Sente-se confortavelmente no chão com as pernas estendidas em uma posição em V, com os pés o mais afastados possível.
2. Coloque as mãos no chão, ao lado das coxas.
3. Mantenha ambos os joelhos estendidos e colados ao chão.
4. Deslize as mãos para a frente ao longo das pernas e flexione o tronco entre os joelhos.

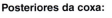

Posteriores da coxa:
Bíceps femoral
Semitendíneo
Semimembranáceo

Músculos alongados

Músculos mais alongados: semitendíneo, semimembranáceo, grácil, adutor magno, adutor longo, glúteo máximo, parte inferior do eretor da espinha, parte inferior do latíssimo do dorso.

Músculos menos alongados: parte lateral do sóleo, cabeça lateral do gastrocnêmio, plantar, bíceps femoral.

Comentários

Este é um alongamento mais avançado, que tem como alvo a porção medial da coxa, os músculos adutores e também o lado medial e posterior dos músculos da coxa, o semimembranáceo e o semitendíneo. Além disso, o alongamento beneficia a musculatura da região lombar. Em virtude da natureza da posição deste alongamento, em que as duas pernas ficam simultaneamente estendidas, essa prática é recomendável para pessoas que já obtiveram bom grau de flexibilidade nessa área do corpo.

Durante o aquecimento, mantenha os joelhos levemente flexionados. Depois que os músculos já estiverem aquecidos, os joelhos poderão ser mobilizados até a posição estendida. Para que o alongamento seja maximizado, não flexione os joelhos, não incline a pelve para a frente, nem encurve as costas. Além disso, flexione o tronco para a frente como uma unidade, mantendo-o centralizado entre as pernas.

A alteração da posição do tronco muda a natureza do alongamento. Por exemplo, a lenta mobilização do tronco até uma posição acima do joelho direito enfatiza mais os músculos extensores do quadril do lado direito, lombares direitos e adutores da perna esquerda. Por outro lado, a mobilização do tronco até uma posição acima do joelho esquerdo enfatizará o alongamento dos músculos extensores do quadril do lado esquerdo, lombares esquerdos e adutores da perna direita.

VARIAÇÃO

Alongamento dos adutores e extensores do quadril, com tração dos dedos dos pés, posição sentada

Ao agarrar os dedos dos pés, podemos fazer com que este alongamento se torne mais complexo; com isso, aumentaremos sua eficácia pela inclusão de outros músculos. Você poderá alongar não apenas os músculos da panturrilha, os posteriores da coxa e os músculos da face dorsal dos quadris, região lombar, ombros e braços, mas também todo o lado direito e esquerdo do corpo, ao mesmo tempo. A quantidade de alongamento dependerá da força de tração aplicada aos dedos dos pés em direção aos joelhos e à tíbia. Apenas execute os passos 1-3 do Alongamento dos adutores e extensores do quadril, posição sentada; para o passo 4, simplesmente segure os dedos dos pés e puxe-os em direção à sua cabeça.

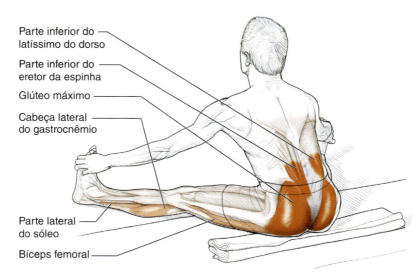

CAPÍTULO 6

JOELHOS E COXAS

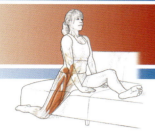

A estrutura esquelética da perna e do joelho consiste na tíbia e fíbula (parte inferior da perna) e no fêmur (parte superior, ou coxa). Esses ossos longos nas regiões inferior e superior da perna formam o importante sistema de alavancas que permite ao corpo usar os músculos dessa região em todos os movimentos de locomoção.

A articulação do joelho é a única articulação importante entre os ossos da parte inferior da perna e a coxa. Está classificada como uma articulação em gínglimo, permitindo apenas dois movimentos principais: flexão e extensão. A amplitude de movimento, ou o grau de liberdade para a movimentação dessa articulação, depende tanto da estrutura óssea quanto da flexibilidade do tecido muscular, dos tendões e dos ligamentos que circundam essa articulação. Normalmente, a articulação do joelho é bastante limitada em seus movimentos, em comparação com algumas articulações em outras partes do corpo, mas a combinação das articulações do joelho e do quadril possibilita a realização de diversos movimentos complicados e, além disso, pode favorecer a prática de vários esportes e atividades de lazer. Quanto mais flexíveis forem esses músculos, maior será a liberdade de movimento possível.

O joelho está cercado por vários ligamentos e tendões (Fig. 6.1), a fim de proporcionar maior estabilidade. Apesar dessas estruturas adicionais de suporte, o joelho ainda fica bastante vulnerável a uma série de lesões. Um dos ligamentos mais importantes ao redor do joelho é o ligamento da patela. Esse ligamento se estende desde a patela até a parte frontal superior da tíbia. Os tendões do grupo quadríceps, localizados na parte frontal da coxa, se mesclam com o ligamento da patela, que liga esses músculos à tíbia. O ligamento colateral tibial dá sustentação ao lado medial (interno) do joelho, e o lado lateral (externo) do joelho é apoiado pelo ligamento colateral fibular. Os ligamentos cruzados anterior e posterior ajudam a prevenir deslocamentos anteriores e posteriores do fêmur com relação à tíbia. Esses ligamentos estão localizados no interior do joelho e fazem com que os ossos da tíbia e do fêmur se mantenham unidos. Os ligamentos poplíteo oblíquo e poplíteo arqueado proporcionam sustentação extra para a região posterolateral do joelho.

Além desses ligamentos, os retináculos medial e lateral da patela também se originam do tendão do grupo quadríceps e contribuem para a sustentação da parte anterior do joelho. Finalmente, há um menisco que se situa sobre o platô (topo) da tíbia, dando estabilidade adicional ao joelho e protegendo os ossos contra choques durante atividades de caminhada, corrida e salto. O desgaste desses meniscos causa dor, mais frequentemente no lado medial (interno) da articulação do joelho.

Quase todos os músculos que controlam os movimentos do joelho se localizam na coxa. No entanto, alguns músculos da panturrilha também estão envolvidos nesses movimentos. Geralmente, os músculos da coxa que mobilizam o joelho são categorizados em dois grupos. Os quatro grandes músculos anteriores da coxa – reto femoral, vasto intermédio, vasto lateral e vasto medial – são chamados coletivamente de músculos do quadríceps e são os principais extensores do joelho. Os grandes músculos da região dorsal da coxa – bíceps femoral, semimembranáceo e semitendíneo – são coletivamente chamados de músculos posteriores da coxa e são

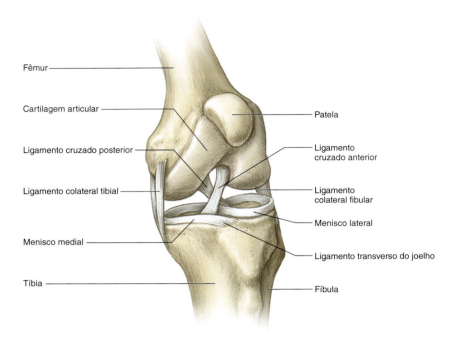

Figura 6.1 Ligamentos e tecidos do joelho.

os principais flexores do joelho. Na flexão dos joelhos, os músculos posteriores da coxa são ajudados pelo grácil e pelo sartório na face medial da coxa, e pelo gastrocnêmio, poplíteo e plantar na face posterior da perna.

Os dois movimentos principais do joelho são flexão e extensão. Em sua maioria, os músculos do corpo cruzam várias articulações e, assim, muitos desses músculos são capazes de realizar vários movimentos. Três dos músculos do quadríceps, os vastos, cruzam apenas uma articulação. Esse arranjo muscular permite que esses músculos realizem apenas a extensão do joelho. Os três músculos vastos são extensores robustos e, em certas circunstâncias, podem estar doloridos e retesados na parte frontal do joelho, onde está localizado o osso da patela. No mais das vezes, esse problema é causado pela rigidez muscular decorrente da falta de alongamento dos músculos do quadríceps. Em comparação com os músculos posteriores da coxa, os extensores do joelho tendem a produzir menos movimento nas atividades de caminhada, corrida ou salto. Por outro lado, os músculos posteriores da coxa possibilitam dois movimentos principais – flexão do joelho e extensão do quadril – e ficam ativos durante qualquer movimento locomotor do corpo. Assim, fica evidente que os músculos posteriores da coxa recebem uma carga total mais expressiva, em comparação com os músculos do quadríceps. Em função desse fator, os posteriores da coxa tendem a se tornar mais fatigados e doloridos durante as atividades cotidianas, comparativamente ao que ocorre nos músculos do quadríceps.

Os músculos da coxa que controlam o joelho são importantes em todas as atividades motoras. Sendo muito mais volumosos do que os músculos da panturrilha e do pé, os músculos da coxa têm maior capacidade de suportar o estresse muscular. Assim, é menos frequente a ocorrência de dor muscular nesses grupos. Mas é importante que exista um equilíbrio adequado de força e flexibilidade entre os grupos musculares opostos da coxa. Na maioria das vezes, as pessoas têm músculos do quadríceps mais fortes, porém menos flexíveis, do que os músculos posteriores da coxa. Comparativamente aos músculos do quadríceps, as pessoas tendem a alongar os músculos posteriores da coxa com intensidade muito maior. Isso gera desequilíbrio entre os dois grupos musculares. O alongamento excessivo dos posteriores da coxa, sem que haja alongamento comparável do quadríceps, poderá resultar em mais danos do que benefícios. Essa é a razão pela qual os músculos posteriores da coxa ficam mais doloridos que os músculos do quadríceps. O alongamento excessivo também pode causar fadiga crônica e diminuição da força nos músculos posteriores da coxa. Para que esse desequilíbrio seja corrigido, devemos colocar mais ênfase no alongamento dos músculos do quadríceps e diminuir a ênfase no alongamento dos posteriores da coxa.

As pessoas costumam ficar sentadas em uma única posição por longos períodos, sobretudo quando estão em um carro, atrás de uma mesa ou em um avião. Assim, não surpreende que, depois de ficarem sentadas durante horas, as pessoas sintam a necessidade de se levantar e alongar os músculos. Em geral, ao se levantarem depois de um longo tempo na posição sentada, as pessoas descobrem que suas articulações e músculos ficaram temporariamente enrijecidos. Na maioria das vezes sentimos maior rigidez na articulação do joelho, e o ato de levantar de uma posição sentada depois de um longo período pode ser uma experiência bastante dolorosa. Por isso, é recomendável que nos levantemos com frequência durante as longas horas em que estivermos sentados, para nos movimentarmos um pouco. O alongamento desses músculos é um remédio natural. Muitas pessoas descobriram que o alongamento e a movimentação dos músculos das pernas proporcionam alívio da dor e das tensões nos músculos e nas articulações. Tendo em vista que dores e tensões musculares são ocorrências comuns nos músculos das coxas, podemos conseguir alívio – tanto temporário como duradouro – com base em uma rotina diária e regular de alongamento. Essa rotina deve ser parte consistente de um programa de condicionamento físico.

Os alongamentos do joelho e da coxa descritos neste livro estão agrupados de acordo com os grupos musculares que estão sendo alongados. Além disso, os alongamentos estão listados e descritos do mais fácil ao mais difícil. Explicamos primeiramente os alongamentos para os posteriores da coxa e, em seguida, descrevemos os alongamentos para o quadríceps (do mais fácil ao mais difícil). As pessoas desacostumadas com programas de alongamento tendem a demonstrar menor flexibilidade e, portanto, devem começar pelo nível mais fácil de alongamento. Nesse programa, a progressão para alongamentos mais difíceis deverá ser feita quando o participante se sentir confiante de que é capaz de avançar para o próximo nível. Para instruções detalhadas, consulte as informações sobre programas de alongamento no Capítulo 9.

Recomendamos também que os alongamentos descritos neste livro sejam explorados sob diferentes ângulos de tração. Pequenas mudanças na posição das partes do corpo, por exemplo, mãos ou tronco, alteram a força de tração dos músculos. Essa abordagem é a melhor maneira de descobrir onde estão localizadas as tensões e dores nos músculos específicos. A exploração de diferentes ângulos durante a execução do alongamento também resultará em maior versatilidade ao seu programa de alongamento.

Todas as instruções e ilustrações fazem referência ao lado direito do corpo. Para o lado esquerdo, devem ser empregados procedimentos semelhantes, porém opostos. Os alongamentos descritos neste capítulo são excelentes exercícios gerais; no entanto, é provável que nem todos esses alongamentos sejam completamente adequados às necessidades de cada pessoa. Como regra geral, para alongar efetivamente músculos específicos, a prática deve envolver um ou mais movimentos na direção oposta aos movimentos do músculo-alvo. Por exemplo, se pretendemos alongar o bíceps femoral direito, devemos fazer um movimento que envolva extensão e rotação lateral da perna direita. Quando determinado músculo demonstrar alto grau de rigidez, use menos movimentos opostos simultâneos. Por exemplo, para fazer alongamento de um bíceps femoral muito tenso, comece apenas com a extensão do joelho. À medida que o músculo for se soltando, será possível incorporar mais movimentos opostos simultâneos.

ALONGAMENTO DOS FLEXORES DO JOELHO, POSIÇÃO SENTADA, NÍVEL INICIANTE

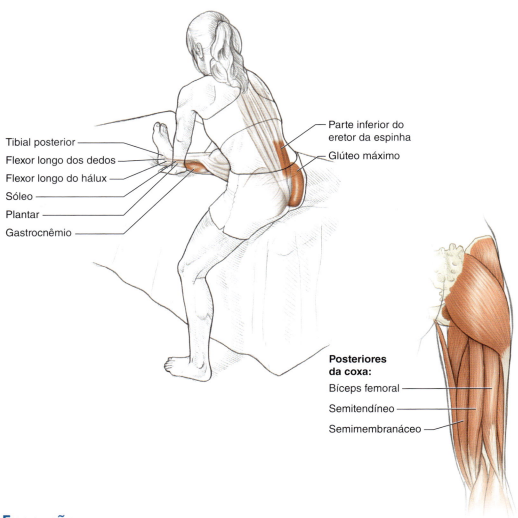

Execução

1. Sente-se em um sofá, cama ou banco com a perna direita estendida na superfície.
2. Descanse o pé esquerdo no chão ou deixe-o pendente de maneira relaxada.
3. Coloque as mãos no sofá (cama ou banco) ao lado da coxa ou do joelho direito.
4. Flexione a cintura e abaixe a cabeça em direção ao joelho direito; se esforce por manter a parte de trás do joelho direito confortavelmente na superfície de apoio.
5. Enquanto se inclina para a frente, deslize as mãos em direção ao pé direito, mantendo-as ao longo da perna.
6. Repita este alongamento com a outra perna.

Músculos alongados

Músculos mais alongados: lado direito – semitendíneo, semimembranáceo, bíceps femoral, glúteo máximo, gastrocnêmio, parte inferior do eretor da espinha.

Músculos menos alongados: lado direito – sóleo, plantar, poplíteo, flexor longo dos dedos, flexor longo do hálux, tibial posterior.

Comentários

Músculos flexores do joelho ou posteriores da coxa tensos afetam a postura e a maneira como o corpo se movimenta durante o exercício. Quando esses músculos estão retesados, a pelve e os quadris são desviados de seu alinhamento natural, resultando em costas achatadas, com consequente perda da curvatura natural. Uma região lombar mais plana coloca maior pressão sobre o nervo isquiático que percorre as pernas e, além disso, pode fazer com que os músculos se contraiam ainda mais. Quando os músculos estão tensos, também ficam encurtados – e flexores do joelho curtos aumentam a distensão nos músculos extensores da parte inferior do tronco, especialmente quando a pessoa flexiona o tronco na cintura. Então, essa distensão extra pode lesionar os músculos extensores da parte inferior do tronco, sendo uma das causas mais comuns de desconforto/dores lombares. Além disso, a pouca flexibilidade dos flexores do joelho faz com que esses músculos fiquem mais propensos a sofrer lesões, quando a pessoa aumenta repentinamente a velocidade do movimento ou precisa enfrentar maior carga de trabalho.

São muitas as razões pelas quais uma pessoa inativa pode se apresentar com encurtamento dos músculos flexores do joelho. Em primeiro lugar, a pessoa pode ter nascido com posteriores da coxa naturalmente curtos. Segundo, os posteriores da coxa poderão encurtar se a pessoa ficar sentada por longos períodos. Independentemente do motivo, é possível fazer com que os posteriores da coxa fiquem mais longos se a pessoa praticar regularmente exercícios de alongamento.

O alongamento dos flexores do joelho em uma perna de cada vez diminui o estresse nas pernas e no dorso. O alongamento dos flexores do joelho pode ser realizado em um sofá confortável ou em qualquer outra superfície macia adequada; e o exercício pode ser feito a qualquer momento – com a pessoa sentada no sofá assistindo TV ou simplesmente relaxando após um longo dia de trabalho. A realização desse exercício de alongamento na posição sentada, com uma das pernas repousando no sofá e a outra perna pendente, permite que a pessoa se concentre apenas no alongamento desses músculos e, com isso, os demais músculos do corpo podem relaxar. Se você não tiver suficiente flexibilidade ou se estiver começando seu programa de alongamento, talvez seja melhor iniciar este alongamento com o joelho direito ligeiramente flexionado; em seguida, avance gradativamente na retificação do joelho à medida que sua flexibilidade for melhorando. Se a ideia é maximizar o alongamento desses músculos, comece a trabalhar com o joelho estendido. Ao executar este alongamento, tente evitar que a pelve se incline para a frente ou que as costas fiquem encurvadas. Também será benéfico flexionar o tronco para a frente como uma mesma unidade, mantendo-o centralizado sobre a coxa direita, ou ao seu lado.

ALONGAMENTO DOS FLEXORES DO JOELHO, EM PÉ, NÍVEL INTERMEDIÁRIO

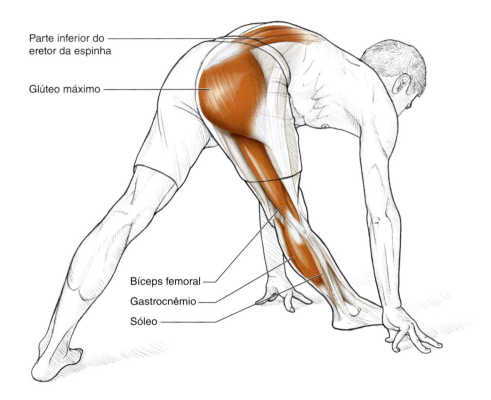

Execução

1. Fique em pé com o calcanhar direito a uma distância confortável à frente dos dedos do pé esquerdo.
2. Mantendo o joelho direito estendido e o joelho esquerdo ligeiramente flexionado, flexione o tronco em direção ao joelho direito.
3. Avance as mãos em direção ao pé direito.
4. Repita este alongamento com a outra perna.

Músculos alongados

Músculos mais alongados: lado direito – semitendíneo, semimembranáceo, bíceps femoral, glúteo máximo, gastrocnêmio, parte inferior do eretor da espinha.

Músculos menos alongados: lado direito – sóleo, plantar, poplíteo, flexor longo dos dedos, flexor longo do hálux, tibial posterior.

Comentários

Quando você começa a praticar um esporte e não faz um alongamento adequado, é mais provável que seus posteriores da coxa fiquem retesados. Posteriores da coxa tensos são ocorrência comum entre corredores fundistas e velocistas que aumentaram significativamente sua velocidade, a distância percorrida, ou a quantidade de subidas íngremes. A tensão muscular pode desaparecer durante o exercício, à medida que os músculos vão se aquecendo, mas quando a pessoa para essa tensão pode retornar. Além disso, em muitos casos o retesamento é um indicador de distensões musculares de menor ou maior gravidade – uma ocorrência comum que é principalmente percebida após o exercício. Os desequilíbrios da força muscular, em que os extensores do joelho são mais fortes, ou os glúteos são mais fracos que os posteriores da coxa, também serão causa de retesamento. Portanto, é particularmente importante que se faça um alongamento adequado depois do exercício, porque é nesse momento que os músculos estão aquecidos e mais receptivos a esse tipo de exercício.

Este é o alongamento mais comumente usado para os posteriores da coxa e pode ser facilmente executado a qualquer momento, sempre que você sentir necessidade de alongar esses músculos. Em seguida a qualquer tipo de atividade física, é possível que surjam pequenas dores e rigidez nos músculos posteriores da coxa. Não é raro que esse desconforto seja sentido depois de praticamente qualquer sessão de exercício. Esse é o momento ideal para fazer alguns alongamentos leves para esses músculos. Na maioria dos casos, o alongamento aliviará aqueles sintomas desconfortáveis e você poderá continuar com outras rotinas diárias sem se preocupar com o estado dos seus músculos.

Para que sejam obtidos os melhores resultados com esse alongamento, tente manter o joelho direito estendido e flexione o tronco diretamente a partir dos quadris. Também é importante que você consiga manter as costas bem retas ao executar este alongamento. Se você virar ligeiramente o pé direito para lateral e flexionar a cabeça e o tronco mais para o lado medial (interno) do joelho direito, aumentará o alongamento do bíceps femoral, que está localizado na face posterior da parte lateral da coxa. Por outro lado, se você virar o pé direito ligeiramente para medial (dentro) e flexionar a cabeça e o tronco mais para o lado lateral (externo) do joelho, aumentará o alongamento dos músculos semitendíneo e semimembranáceo, que estão localizados na face posterior da parte medial da coxa.

ALONGAMENTO DOS FLEXORES DO JOELHO, POSIÇÃO SENTADA, NÍVEL AVANÇADO

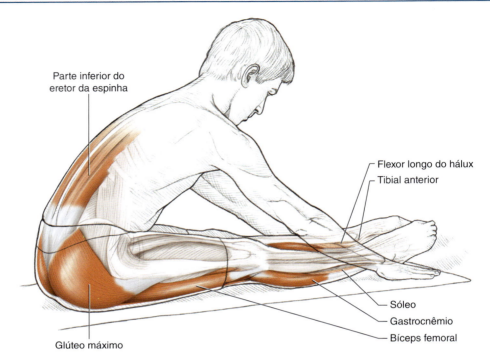

Execução

1. Sente-se no chão, ou em um tapete, ou colchonete de exercício, com as duas pernas estendidas e as partes mediais dos tornozelos bem juntas.
2. Mantenha os pés relaxados em uma posição natural.
3. Coloque as mãos no chão, ao lado das coxas.
4. Flexione o corpo na cintura e abaixe a cabeça em direção às pernas. Se possível, mantenha a parte posterior dos joelhos colada no chão.
5. Enquanto se inclina para a frente, deslize as mãos em direção aos pés e mantenha-as ao lado das pernas.

Músculos alongados

Músculos mais alongados: semitendíneo, semimembranáceo, bíceps femoral, glúteo máximo, gastrocnêmio, parte inferior do eretor da espinha.

Músculos menos alongados: sóleo, plantar, poplíteo, flexor longo dos dedos, flexor longo do hálux, tibial posterior.

Comentários

Quando os posteriores da coxa estão retesados, a pelve e os quadris ficam tracionados, com perda de seu alinhamento natural. Isso resulta em costas com aspecto achatado e perda de sua curva natural. Uma região lombar mais plana faz aumentar a pressão sobre o nervo isquiático, que avança ao longo das pernas, e isso pode fazer com que os músculos fiquem mais contraídos. Músculos tensos também ficam mais curtos, e flexores do joelho encurtados aumentam a distensão nos músculos extensores da parte inferior do tronco, especialmente quando a pessoa usa a cintura ao flexionar o tronco. Com isso, essa distensão extra lesiona os músculos extensores da parte inferior do tronco – uma das causas mais comuns da dor lombar. Um músculo retesado pode comprimir os vasos sanguíneos em seu interior, e a diminuição do fluxo sanguíneo pode fazer com que os posteriores da coxa e os extensores lombares se tornem mais tensos e fatigados.

Embora este alongamento ajude a aliviar problemas por aumentar a flexibilidade, não recomendamos sua prática até que a flexibilidade dos posteriores da coxa tenha aumentado. Se esse exercício for executado quando os dois grupos musculares estiverem tensos, haverá o risco de danos à região lombar. Isso ocorre porque, em geral, os posteriores da coxa são maiores e mais fortes – e assim o elo mais fraco cede primeiro.

Neste exercício, é possível alongar as duas pernas ao mesmo tempo. Para que este alongamento seja mais efetivo e você melhore sua flexibilidade, dê tudo de si para que os joelhos permaneçam estendidos. Também é importante manter as costas retas. Ao flexionar o tronco para a frente, tente mobilizá-lo como uma mesma unidade, mantendo-o centrado entre suas pernas. Se esses procedimentos forem seguidos à risca, você conseguirá alongar os músculos posteriores da coxa de forma mais eficaz, além de obter resultados mais agradáveis, rápidos e melhores.

Em geral, é mais confortável realizar este alongamento sobre um tapete, colchonete de exercício, ou outra superfície macia. Se esse exercício de alongamento for praticado na posição sentada, você poderá relaxar os outros músculos do corpo. Este alongamento pode ser facilmente praticado na posição sentada, assistindo TV, lendo ou realizando qualquer atividade de lazer na posição sentada. Tendo em vista que ficamos muito sentados diariamente, este alongamento pode ser praticado a qualquer momento e repetido ao longo do dia. Para concretizar esse objetivo, será de grande utilidade se você fizer um esforço concentrado para se lembrar de fazer esse alongamento todos os dias.

VARIAÇÃO

Alongamento dos joelhos, tornozelos, ombros e dorso, posição sentada

Em vez de deixar as mãos ao lado das pernas, se você agarrar os dedos dos pés e puxá-los lentamente em direção aos joelhos (posição de dorsiflexão), também alongará os músculos da panturrilha. Além disso, a mudança para essa posição de mão alongará os músculos dorsais, dos ombros e dos braços. Siga apenas os passos 1-4, conforme foi anteriormente detalhado. Quando tiver chegado à posição do passo 4, segure os dedos ou a parte distal da planta dos pés; em seguida, puxe os pés em direção aos joelhos.

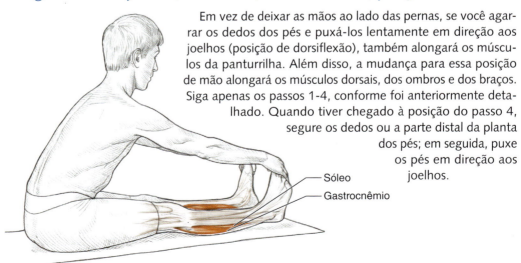

Sóleo
Gastrocnêmio

ALONGAMENTO DOS FLEXORES DO JOELHO, PERNA LEVANTADA, NÍVEL ESPECIALISTA

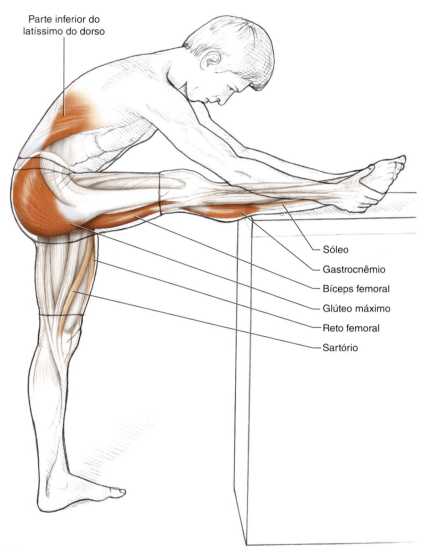

Execução

1. Fique em pé com o seu peso equilibrado na perna esquerda.
2. Flexione o quadril direito e coloque a perna direita, com o joelho estendido, sobre uma mesa, banco ou outro objeto estável cuja altura seja superior à dos quadris.
3. Flexione a cintura, estenda os braços por sobre a perna direita e abaixe a cabeça em direção a essa perna, mantendo esticado ao máximo o joelho direito.
4. Mantenha o joelho esquerdo estendido e o pé esquerdo apontado na mesma direção da perna direita.
5. Repita este alongamento com a outra perna.

Músculos alongados

Músculos mais alongados: lado direito – glúteo máximo, semitendíneo, semimembranáceo, bíceps femoral, eretor da espinha, parte inferior do latíssimo do dorso, gastrocnêmio.
Músculos menos alongados: lado direito – sóleo, poplíteo, plantar, flexor longo dos dedos, flexor longo do hálux, tibial posterior; lado esquerdo – sartório, reto femoral.

Comentários

Este é um alongamento mais avançado para aquelas pessoas cujos flexores do joelho já estejam mais flexíveis do que os de um atleta médio. Certifique-se de selecionar a altura inicial correta para a mesa, banco, sofá ou outro objeto estável sobre o qual você apoiará sua perna. No início de seu programa de alongamento, é recomendável que você comece em uma altura menor, com base no seu estado de flexibilidade e, em seguida, vá aumentando periodicamente a altura da superfície em alguns centímetros, à medida que sua flexibilidade for melhorando. Um aumento da altura da superfície em 30-60 cm acima do nível dos quadris, à medida que sua flexibilidade for melhorando, resultará em maior alongamento desses grupos musculares. Nesse ponto, com o aumento progressivo da altura da mesa até o máximo possível, você também começará a perceber alongamento em uma parte da face frontal dos grupos musculares da perna esquerda (sartório; reto femoral; vastos intermédio, lateral e medial).

Para que o alongamento dos flexores do joelho seja maximizado, não flexione os joelhos nem incline a pelve para a frente, tampouco encurve as costas. Além disso, flexione o tronco ereto para a frente como uma mesma unidade, mantendo-o centralizado sobre a perna direita.

VARIAÇÃO

Alongamento do joelho, tornozelo, ombro e dorso, perna levantada

A estratégia de agarrar e tracionar os dedos dos pés acrescenta outros músculos ao processo de alongamento. Este exercício combinado alonga simultaneamente a maior parte dos músculos posteriores (dorsais) do corpo. Naturalmente essa estratégia poupa algum tempo, caso haja limitação de tempo para a realização do exercício. Siga os passos 1-3. Quando tiver chegado à posição do passo 4, segure os dedos ou a parte distal da planta dos pés; em seguida, puxe os pés em direção aos joelhos.

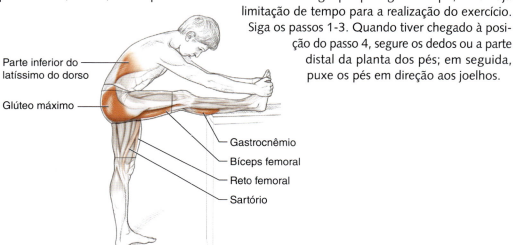

ALONGAMENTO DOS FLEXORES DO JOELHO, EM DECÚBITO DORSAL

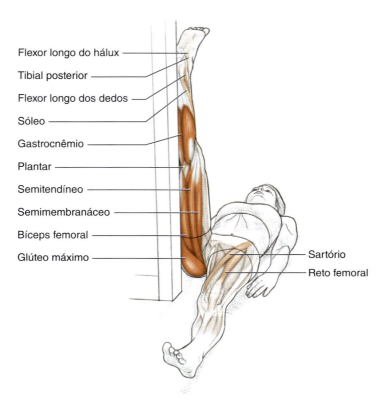

Execução

1. Deite-se de costas (decúbito dorsal) em um vão de porta, com os quadris colocados defronte ao batente da porta.
2. Levante a perna direita e apoie-a no batente da porta. Mantenha o joelho direito estendido e a perna esquerda completamente apoiada no chão.
3. Coloque as palmas das mãos para baixo, ao lado de cada nádega.
4. Mantendo a perna direita estendida, use as mãos para mover lentamente as nádegas pelo batente da porta, até sentir um alongamento na parte posterior da perna.
5. Repita este alongamento com a outra perna.

Músculos alongados

Músculos mais alongados: lado direito – glúteo máximo, semitendíneo, semimembranáceo, bíceps femoral, gastrocnêmio.

Músculos menos alongados: lado direito – sóleo, poplíteo, plantar, flexor longo dos dedos, flexor longo do hálux, tibial posterior; lado esquerdo – sartório, reto femoral.

Comentários

Durante o alongamento dos flexores do joelho, devemos ter cuidado com a região lombar. Se os músculos extensores da região lombar estiverem tensos, limitarão a capacidade de realizar a maioria dos alongamentos dos flexores do joelho. Como resultado, muitas pessoas sobrecarregam as costas. E também pode acontecer facilmente que a pelve se incline para a frente, ou que as costas fiquem encurvadas. Tais movimentos podem prejudicar ainda mais os músculos lombares. Na posição de decúbito dorsal, passa a ser mais fácil manter o posicionamento correto das costas e, além disso, o piso proporciona suporte adicional para a região dorsal. Portanto, este exercício é o melhor alongamento dos flexores do joelho para casos de problemas dorsais.

O posicionamento do corpo no lugar correto para este alongamento talvez leve algum tempo e necessite de esforço extra. Mas tão logo você consiga encontrar a posição correta, será beneficiado com um alongamento excelente. Para que o alongamento dos flexores do joelho seja maximizado, não flexione os joelhos nem incline a pelve para a frente, tampouco arredonde as costas. Aumente ou diminua a intensidade do alongamento ajustando a distância entre as nádegas e o batente da porta. Quanto mais próximas as nádegas estiverem do batente da porta, maior será o alongamento. Quando não for possível posicionar as nádegas mais perto do batente da porta, flexione a coxa direita na altura do quadril e mobilize-a em direção à cabeça, pois esse procedimento poderá aumentar o alongamento. Também é importante que a perna esquerda permaneça esticada à sua frente e colada ao chão, para que seja obtido o efeito máximo deste alongamento. Ao atingir o limite máximo do alongamento, você descobrirá que os músculos do quadríceps da perna esquerda também estão sendo alongados.

VARIAÇÃO

Alongamento do joelho, tornozelo, ombro e dorso, em decúbito dorsal

O uso de uma toalha para puxar os dedos para baixo aumenta o número de músculos em processo de alongamento. Siga os passos 1-4. Tão logo você perceba que os posteriores da coxa estão sendo alongados, use a toalha para puxar os dedos e o pé para baixo, em direção ao chão. Este exercício combinado promove o alongamento simultâneo da maioria dos músculos da parte dorsal do corpo. Em outras palavras, você pode trabalhar em baixo grau vários grupos musculares, como os músculos da panturrilha, posteriores da coxa, músculos dorsais, ombros e braços. Isso naturalmente economizará algum tempo, se houver qualquer limitação de tempo para a prática de exercícios.

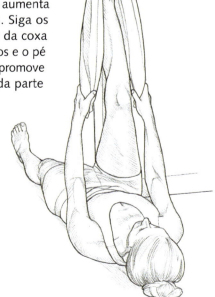

ALONGAMENTO DOS EXTENSORES DO JOELHO, POSIÇÃO SENTADA, NÍVEL INICIANTE

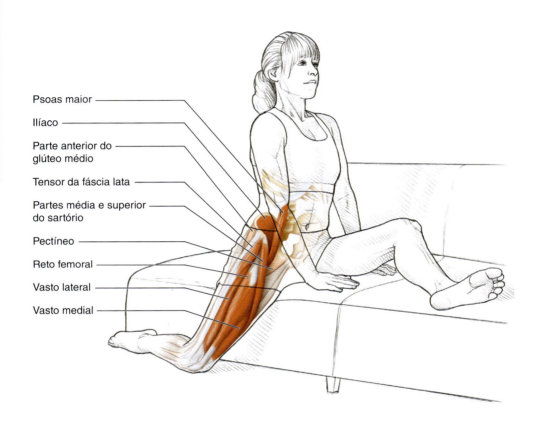

Execução

1. Sente-se ereto em um sofá ou cama, com o joelho esquerdo flexionado em um ângulo inferior a 90° à sua frente. A face lateral da perna esquerda deve ficar repousando na superfície e o quadril esquerdo situado na borda do sofá, ou cama.
2. Equilibre o peso do seu corpo sobre o quadril esquerdo.
3. Estenda a perna direita para trás com relação ao tronco e toque o chão com o joelho direito. A parte inferior da perna direita fica repousada no chão.
4. Para manter o equilíbrio, coloque as mãos no sofá, ou na cama.
5. Se houver necessidade, movimente lentamente os quadris para a frente, para conseguir maior alongamento.
6. Repita este alongamento com a outra perna.

Músculos alongados

Músculos mais alongados: lado direito – vasto medial, vasto intermédio, vasto lateral, partes média e superior do sartório, reto femoral, psoas maior, ilíaco, tensor da fáscia lata.

Músculos menos alongados: lado direito – pectíneo, parte anterior do glúteo médio.

Comentários

Os extensores do joelho, o grupo quadríceps, são utilizados em ações corriqueiras, como ficar em pé, sentar, andar, correr e pular. São comuns as distensões e lesões dos músculos e tendões do quadríceps entre atletas de 15-30 anos envolvidos em atividades explosivas. Por outro lado, para pessoas envolvidas em atividades da vida diária, a idade média para a ocorrência de lesões nesses músculos é de 65 anos. Em geral, distensões e lacerações musculares podem ocorrer quando um músculo é alongado além do limite, com o rompimento de fibras musculares. Em muitos casos essas lesões ocorrem nas proximidades do local onde o músculo se une ao tendão. As quatro causas principais de lesão do quadríceps são: rigidez muscular, desequilíbrio muscular, condicionamento deficiente e fadiga muscular. Esperamos que a facilidade na realização deste alongamento de nível inicial vá motivá-lo a trabalhar esses músculos, especialmente porque o exercício pode ser feito enquanto você lê, assiste à TV ou simplesmente relaxa.

Este é um alongamento de nível iniciante para os músculos do quadríceps. Você pode realizar este alongamento enquanto está sentado na beira de um sofá ou cama. A posição sentada ajuda a tornar a execução deste alongamento mais confortável e relaxante. Para maior conforto, coloque um travesseiro sob o joelho direito. Se a perna esquerda estiver em uma posição flexionada à sua frente, você poderá focar o alongamento nos músculos do quadríceps da perna direita. Estenda a perna direita para trás com relação ao tronco.

Se os quadris forem lentamente mobilizados para a frente, será possível monitorar a quantidade de alongamento aplicado aos músculos do quadríceps. Este alongamento pode ter sua intensidade aumentada, de acordo com a necessidade ou vontade. Apenas tente arquear ligeiramente as costas enquanto mobiliza os quadris para a frente. Depois de maximizar esse nível de alongamento, comece a praticar os alongamentos mais avançados, descritos neste capítulo.

ALONGAMENTO DOS EXTENSORES DO JOELHO, EM DECÚBITO LATERAL, NÍVEL INTERMEDIÁRIO

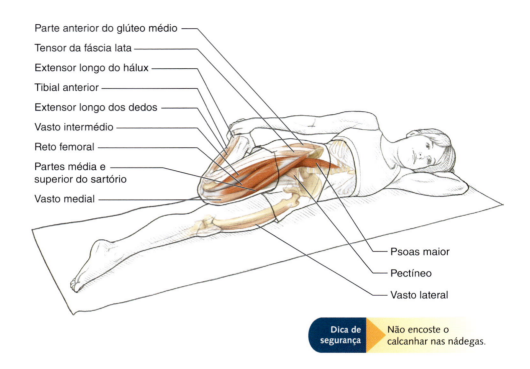

Dica de segurança: Não encoste o calcanhar nas nádegas.

Execução

1. Deite-se sobre o lado esquerdo do corpo.
2. Flexione o joelho direito e puxe o calcanhar direito até uma distância entre 10-15 cm das nádegas.
3. Agarre com força o tornozelo direito e puxe a perna para trás, até perto das nádegas. Mas não permita que o calcanhar do pé direito chegue a tocar as nádegas.
4. Simultaneamente, projete o quadril para a frente.
5. Repita este alongamento com a outra perna.

Músculos alongados

Músculos mais alongados: lado direito – vasto intermédio, reto femoral, psoas maior, partes média e superior do sartório.

Músculos menos alongados: lado direito – vasto medial, tensor da fáscia lata, pectíneo, ilíaco, parte anterior do glúteo médio, tibial anterior, extensor longo dos dedos, extensor longo do hálux; lado esquerdo – vasto lateral.

Comentários

Em geral, as lesões nos músculos do quadríceps ocorrem durante certas atividades, como correr *sprints*, saltar ou chutar, especialmente quando os músculos estão tensos ou despreparados para a atividade. Esse é mais outro método eficaz para o alongamento dos músculos da parte frontal da coxa. Embora seja um pouco mais difícil do que o alongamento dos extensores do joelho para iniciantes, este exercício ainda se enquadra na categoria de iniciante avançado, ou intermediário.

Tendo em vista que este alongamento é executado em uma posição relaxada, tem-se máximo controle sobre a quantidade de alongamento para os músculos do quadríceps. Em outras palavras, este alongamento permite que você se concentre apenas nesses músculos da coxa; ao mesmo tempo, os demais músculos ficam tão relaxados quanto possível.

Puxe lentamente o tornozelo em uma direção mais para trás (não para cima); certifique-se de que os quadris também estão se movendo para a frente. A concentração deve recair mais no movimento do quadril para a frente do que na flexão do joelho (ou seja, puxe o tornozelo em direção às nádegas). Como em qualquer alongamento do grupo quadríceps, cerque-se de cuidados adicionais para que não ocorra distensão na estrutura do joelho com uma flexão excessiva dessa articulação.

ALONGAMENTO DOS EXTENSORES DO JOELHO, POSIÇÃO AJOELHADA, NÍVEL AVANÇADO

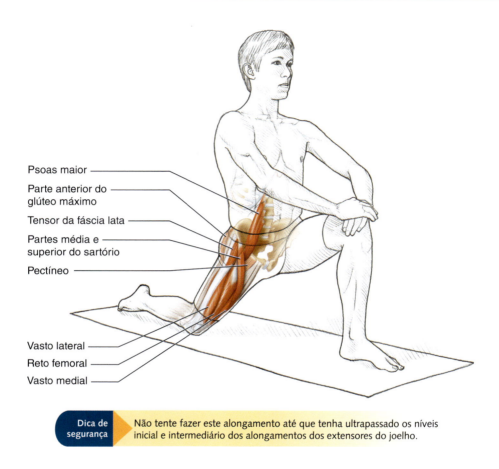

Dica de segurança: Não tente fazer este alongamento até que tenha ultrapassado os níveis inicial e intermediário dos alongamentos dos extensores do joelho.

Execução

1. Dê um passo à frente com a perna esquerda e flexione o joelho em um ângulo de aproximadamente 90°.
2. Mantenha o joelho esquerdo posicionado acima do tornozelo esquerdo.
3. Estenda a perna direita para trás do tronco e toque o chão com o joelho direito. A parte inferior da perna direita fica repousada no chão.
4. Para manter o equilíbrio, se apoie em algum objeto apropriado ou coloque as mãos no joelho esquerdo.
5. Movimente lentamente os quadris para a frente, impulsionando o joelho esquerdo em frente ao tornozelo esquerdo e fazendo dorsiflexão desse tornozelo.
6. Repita este alongamento com a outra perna.

Músculos alongados

Músculos mais alongados: lado direito – vasto medial, vasto intermédio, vasto lateral, partes média e superior do sartório, reto femoral, psoas maior, ilíaco, tensor da fáscia lata.

Músculos menos alongados: lado direito – pectíneo, parte anterior do glúteo máximo.

Comentários

O alongamento avançado dos extensores do joelho na posição ajoelhada é o alongamento do quadríceps de uso mais comum, tanto por atletas como por não atletas. A maioria das pessoas tende a ter músculos do quadríceps mais fortes, porém menos flexíveis, em comparação com os músculos posteriores da coxa. Isso se deve à tendência de se fazer um alongamento muito maior dos posteriores da coxa, comparativamente aos músculos do quadríceps. Tal situação causa desequilíbrio de força e flexibilidade entre os dois grupos musculares. Para corrigir esse desequilíbrio, rotineiramente é preciso dar mais ênfase ao alongamento dos músculos do quadríceps.

Ao estender o joelho direito para trás do tronco até o chão, tente contar com uma superfície macia embaixo do joelho (como um colchonete de exercício, grama ou até mesmo um travesseiro). Com isso, o desconforto no joelho ficará minimizado. Durante sua lenta movimentação até a posição alongada, mantenha o joelho esquerdo apontado para a frente. Não deixe que o joelho esquerdo aponte para qualquer dos lados, nem permita que o joelho direito se mova ao longo da superfície do chão. Enquanto os quadris vão sendo projetados para a frente, o arqueamento das costas pode aumentar o alongamento dos músculos. Essa estratégia alongaria não apenas os músculos do quadríceps, mas também os músculos flexores do quadril localizados à frente da área pélvica.

ALONGAMENTO DOS EXTENSORES DO JOELHO, EM PÉ COM APOIO, NÍVEL AVANÇADO

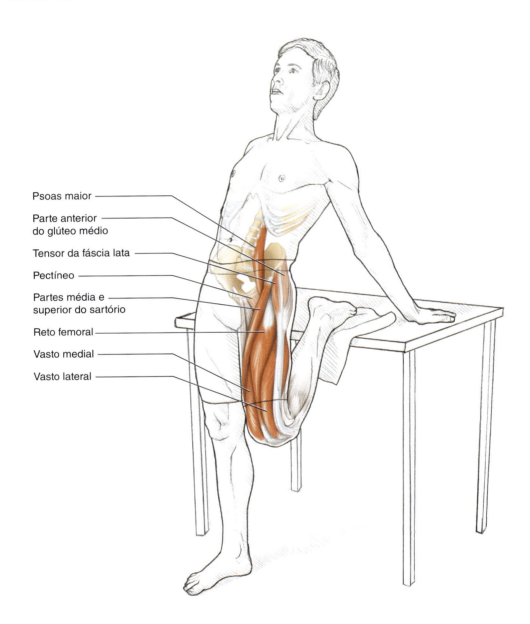

Psoas maior
Parte anterior do glúteo médio
Tensor da fáscia lata
Pectíneo
Partes média e superior do sartório
Reto femoral
Vasto medial
Vasto lateral

Execução
1. Fique de costas para uma mesa devidamente acolchoada, cama ou plataforma macia cuja altura esteja abaixo do nível dos quadris.
2. Equilibre seu peso sobre a perna direita e flexione levemente o joelho.

3. Flexione o joelho esquerdo e apoie o tornozelo esquerdo na superfície de apoio atrás de seu corpo.
4. Coloque as duas mãos na superfície de apoio, distante de 15-30 cm atrás das nádegas.
5. Mobilize lentamente o tronco para trás, de modo que o calcanhar do pé esquerdo toque as nádegas. Certifique-se de que o tornozelo e o joelho estejam confortáveis.
6. Projete os quadris para a frente e simultaneamente arqueie as costas inclinando os ombros em direção às nádegas.
7. Repita este alongamento com a outra perna.

Músculos alongados

Músculos mais alongados: lado esquerdo – vasto medial, vasto intermédio, vasto lateral, reto femoral, psoas maior, ilíaco, tensor da fáscia lata; lado direito – partes média e superior do sartório.
Músculos menos alongados: lado esquerdo – pectíneo, parte anterior do glúteo médio.

Comentários

A rigidez do joelho pode levar a lesões nessa articulação e nos músculos e tendões do quadríceps. Esse é o alongamento mais avançado para os músculos do quadríceps, e é preciso ter cuidado extra ao tentar sua execução. Por causa da maior possibilidade de hiperflexão do joelho, use este alongamento somente se seus músculos estiverem muito flexíveis. Desde que se cerque das precauções de segurança a seguir, você poderá executar este alongamento sem maiores problemas – e sem sofrer lesões.

Ao tracionar lentamente o tornozelo em uma direção mais para trás do que para cima, concentre-se em garantir que os quadris também se moverão para a frente. Essa dupla ação alonga os músculos flexores do quadril (localizados à frente da região pélvica) e também os músculos do quadríceps. Se você estiver sentindo dor ou retesamento na face lateral (externa) ou medial (interna) da parte frontal da coxa, dê maior ênfase ao alongamento dos músculos mediais (vasto medial e pectíneo); para tanto, ao inclinar-se para trás, gire a parte superior do corpo para longe dos músculos mediais (rotação do lado direito no sentido horário). Para dar maior ênfase ao alongamento nos músculos laterais (vasto lateral e tensor da fáscia lata), gire a parte superior do corpo para longe dos músculos laterais (rotação do lado direito no sentido anti-horário), ao inclinar-se para trás.

Para melhores resultados, é importante apoiar as duas mãos na superfície que esteja apoiando suas costas. Além disso, você deve mover os quadris para a frente, ao mesmo tempo que arqueia cuidadosamente as costas. Isso permite melhor controle da quantidade de alongamento aplicado a esses músculos. Se esses procedimentos forem fielmente seguidos, o alongamento para os músculos do quadríceps, bem como para os músculos flexores do quadril localizados em frente à área pélvica, será maximizado. Ainda outra precaução com vistas à sua segurança, e também para seu conforto, consiste em posicionar o tornozelo contra o suporte acolchoado atrás de você.

Também se pode mobilizar a parte dorsal (superior) do pé para baixo do suporte acolchoado. Isso resultaria em benefícios adicionais com o alongamento total, porque os músculos na parte anterior (frontal) da tíbia, na perna, também seriam alongados. Essa é uma combinação poderosa de muitos alongamentos.

Neste alongamento, também é possível mudar a posição do tronco; com isso, ocorre alongamento da face medial ou lateral da coxa, se o tronco for movimentado, respectivamente, na direção lateral (externa) ou medial (interna).

CAPÍTULO 7

PÉS E PANTURRILHAS

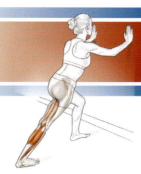

A estrutura esquelética da perna e do pé está composta pela tíbia e fíbula, dois ossos longos que se localizam na perna, e pelos pequenos ossos do pé, a saber, tarsais, metatarsais e falanges. Esses ossos formam numerosas articulações. A mais importante delas é a articulação do tornozelo, localizada entre a tíbia, na perna, e o tálus, no pé. Trata-se de uma articulação em gínglimo, que está envolvida nos principais movimentos articulares de flexão plantar (dedos do pé apontados para baixo) e dorsiflexão (dedos do pé apontados para cima).

As outras articulações principais encontradas entre cada um dos ossos tarsais e metatarsais são do tipo planas (deslizantes). Elas apenas permitem movimentos mais limitados do pé. Mas quando várias dessas articulações planas trabalham em conjunto no pé, torna-se possível uma gama muito mais ampla de movimentos, em comparação com o movimento produzido por uma única articulação plana ao operar isoladamente. Assim, os movimentos das várias articulações permitem que o pé faça eversão (planta voltada para fora) e inversão (planta voltada para dentro).

As articulações que possibilitam maior liberdade de movimento do pé são as elipsóideas, localizadas entre os ossos metatarsais e as falanges. As articulações elipsóideas permitem movimentos de flexão, extensão, abdução, adução e circundução dos dedos. Finalmente, as articulações que permitem flexão e extensão dos dedos são as articulações em gínglimo (dobradiça) localizadas entre as falanges.

Sem os ligamentos e outras estruturas de tecido conjuntivo existentes na perna e no pé, os movimentos articulares e o funcionamento dos músculos ficariam muito comprometidos. As articulações do pé estão conectadas umas às outras por muitos ligamentos. Nessa região, o maior ligamento é o deltoide, ou ligamento colateral tibial do tornozelo. Esse ligamento se compõe de quatro segmentos que conectam a tíbia aos ossos tálus, calcâneo e naviculares. Em oposição ao ligamento deltoide existe o ligamento colateral fibular do tornozelo, que se compõe de três segmentos que conectam a fíbula ao tálus e ao calcâneo. Como o ligamento deltoide é muito mais forte que o ligamento colateral fibular do tornozelo e tendo em vista que a tíbia é um osso mais longo do que a fíbula, o tornozelo demonstra predisposição para a inversão (virar para dentro).

Retináculos são outro tipo de tecido conjuntivo localizado na perna; sua função é proteger muitas das unidades miotendíneas. Esse tecido de suporte permite que esses músculos operem com mais força, menos fadiga e mais eficiência. Os retináculos superior e inferior na região dorsal (superior) do pé mantêm sob controle todos os tendões dos músculos extensores. Na parte inferior da face lateral do pé, o retináculo dos fibulares mantém sob controle os tendões dos músculos fibular longo e fibular curto. No lado medial do tornozelo, o retináculo dos flexores mantém sob controle os tendões dos músculos flexor longo dos dedos, flexor longo do hálux e tibial posterior.

Por fim, há mais uma estrutura de tecido conjuntivo digna de nota: a fáscia plantar. Trata-se de uma estrutura ampla e espessa formada por tecido conjuntivo, que dá sustentação ao arco existente na planta do pé. Essa fáscia abrange a área entre a tuberosidade do calcâneo e as cabeças dos ossos metatarsais.

Os músculos que movimentam o tornozelo e os dedos do pé se localizam principalmente na parte inferior da perna (Fig. 7.1); esses músculos possuem tendões que são tão ou mais longos que os músculos. O tendão dominante é o tendão do calcâneo, que é compartilhado pelos músculos gastrocnêmio, plantar e sóleo. Os músculos gastrocnêmio e sóleo são os principais flexores plantares e são auxiliados nessa tarefa pelos músculos plantar e tibial posterior, bem como pelos dois músculos flexores dos dedos: flexor longo dos dedos e flexor longo do hálux. Localizado no lado externo (lateral) da panturrilha, observa-se outro grupo composto por três músculos – fibular longo, fibular curto e fibular terceiro –, que são utilizados na eversão do pé. Além disso, o fibular longo e o fibular curto fazem flexão plantar do tornozelo.

Três músculos na face anterior da panturrilha (tibial anterior, extensor longo do hálux e extensor longo dos dedos) são responsáveis pela dorsiflexão do tornozelo e também pelo movimento do pé e dos dedos. Os músculos extensor curto dos dedos, interósseos dorsais e extensor curto do hálux estão localizados no lado dorsal (superior) do pé e têm a função de estender os dedos dos pés. Os músculos do lado plantar (sola) do pé – flexor curto dos dedos, quadrado plantar, flexor curto do hálux, flexor do dedo mínimo, abdutor do hálux, abdutor do dedo mínimo, interósseos plantares e lumbricais – têm as funções de flexionar e espalhar os dedos dos pés.

A amplitude de movimentos do tornozelo e dedos dos pés fica limitada pela força dos músculos agonistas, flexibilidade dos músculos antagonistas, tensão dos ligamentos e contatos ou colisões ósseas. Um dos fatores limitantes mais importantes é a fáscia plantar. Uma fáscia plantar retesada limita a extensão dos dedos e, nos casos de inflamação da fáscia, também limita a flexão plantar. A amplitude de movimentos para flexão plantar e dorsiflexão também pode ficar limitada pela formação de esporões ósseos. A ocorrência de estresse excessivo pode ativar as células ósseas, que formam então esporões ósseos nos lábios anterior e posterior do tálus e no colo dorsal da parte superior da tíbia. Esses afloramentos ósseos resultam em contatos ósseos mais rápidos, o que põe fim ao movimento. Curiosamente, é possível mudar a maioria dos limitadores da amplitude de movimento (à exceção das colisões entre ossos) por meio de exercícios de alongamento.

Em média, as pessoas ficam em pé durante boa parte do dia. Assim, normalmente os músculos dos pés e das pernas são mais usados durante as atividades diárias, como ficar em pé, andar ou correr, do que qualquer outro músculo do corpo. Embora a musculatura da parte inferior da perna seja substancialmente menos robusta do que a musculatura da parte superior, ela suporta todo o corpo e recebe a carga mais pesada durante essas atividades. Tendo em vista que os pés estão também constantemente exercendo força contra qualquer superfície com que estejam em contato, não é de admirar que, mais para o final do dia, muitas pessoas sintam

PÉS E PANTURRILHAS

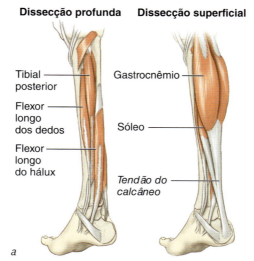

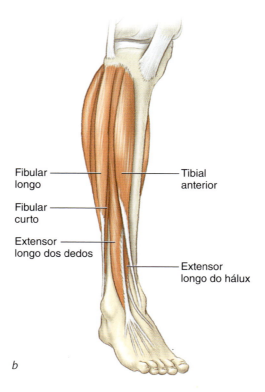

Figura 7.1 Músculos da panturrilha e do pé: *(a)* posteriores; *(b)* anteriores.

pequenas dores, cãibras e fraqueza nos músculos das pernas e dos pés. A prática do alongamento e do fortalecimento desses grupos musculares menos robustos pode aliviar grande parte da fadiga e das dores causadas pelas atividades do dia a dia. Além de ajudar na redução da dor, o alongamento dos músculos da perna e do pé também pode melhorar a flexibilidade, a força, a resistência, o equilíbrio e a energia. Geralmente, a melhora da força e da flexibilidade nesses grupos musculares permitirá maior produtividade, graças ao aumento de nossa capacidade de operar por mais tempo e com mais intensidade, tanto no trabalho como durante as atividades recreativas.

Dor, cãibras, mal-estar e fraqueza no arco do pé e nos músculos da panturrilha são queixas comuns. Problemas como esses geralmente resultam da contínua aplicação de cargas pesadas aos músculos. O uso crônico desses músculos também pode aumentar a rigidez muscular – que pode resultar em problemas como tendinites e canelite (dor na canela). Na verdade, é bastante comum a ocorrência de tendinite do calcâneo, em associação com o uso excessivo e a rigidez dos músculos gastrocnêmio e sóleo. As dores na canela são causadas pela inflamação do compartimento frontal dos músculos da perna, do tibial anterior e, em alguns casos, do sóleo e do flexor longo dos dedos. Qualquer desses problemas poderá causar uma dor excruciante se não for tratado em seus estágios iniciais. Existem diversos exercícios de alongamento e fortalecimento para esses grupos musculares; na maioria dos casos, sua prática melhorará esses problemas, além de ajudar a prevenir episódios futuros.

Outra condição comum é a dor muscular de início tardio, ou DMIT. Em geral, esse problema ocorre depois da participação em atividades pouco habituais ou desconhecidas. Em comparação com qualquer outro grupo muscular do corpo, os músculos da panturrilha tendem a ser afetados mais frequentemente pela DMIT. É recomendável a prática de exercícios leves de alongamento, com o objetivo de ajudar a melhorar esse problema e também aliviar um pouco a dor associada a ele.

Como regra geral, para que um alongamento de músculos específicos seja efetivo, o exercício deve envolver um ou mais movimentos na direção oposta aos movimentos do músculo-alvo. Por exemplo, se pretendemos alongar o flexor longo dos dedos esquerdo, será preciso executar um movimento que envolva dorsiflexão e eversão do tornozelo esquerdo, bem como extensão dos dedos do pé esquerdo. Quando determinado músculo estiver exibindo rigidez intensa, devemos usar menos movimentos opostos simultâneos. Assim, para alongar um flexor longo dos dedos do pé muito tenso, comece fazendo apenas extensão dos dedos. À medida que o músculo for se soltando, incorpore mais movimentos opostos simultâneos.

Também é recomendável que os alongamentos descritos neste capítulo sejam testados a partir de diferentes ângulos de tração. Uma pequena mudança de posição da parte do corpo alterará a tração incidente no músculo. Por meio de mudanças nas posições, será possível descobrir a localização de qualquer ponto tenso ou dolorido no âmbito das diferentes unidades miotendíneas. Além disso, se você mudar a posição durante o alongamento, poderá fazer com que seu programa de alongamento se torne mais versátil.

Os alongamentos descritos neste capítulo para a perna e o pé estão agrupados de acordo com os grupos musculares que estão sendo alongados. Esses alongamentos estão descritos em ordem, do mais fácil ao mais difícil. As pessoas para as quais o programa de alongamento é novidade tendem a ser menos flexíveis e, assim, devem começar com o nível mais fácil de alongamento. No presente programa, a progressão para um alongamento mais difícil deverá ser feita quando o participante se sentir confiante de que já é capaz de avançar para o próximo nível. Para instruções mais detalhadas, consulte os programas de alongamento no Capítulo 9.

PÉS E PANTURRILHAS

Todas as instruções e ilustrações deste capítulo se referem ao lado direito do corpo. Para o lado esquerdo, devem ser realizados procedimentos semelhantes, porém opostos. Devemos ter em mente que os alongamentos descritos neste capítulo são excelentes exercícios em geral; no entanto, é possível que nem todos sejam completamente adequados às necessidades específicas de cada pessoa.

ALONGAMENTO DOS EXTENSORES DOS DEDOS DO PÉ, POSIÇÃO SENTADA, NÍVEL INICIANTE

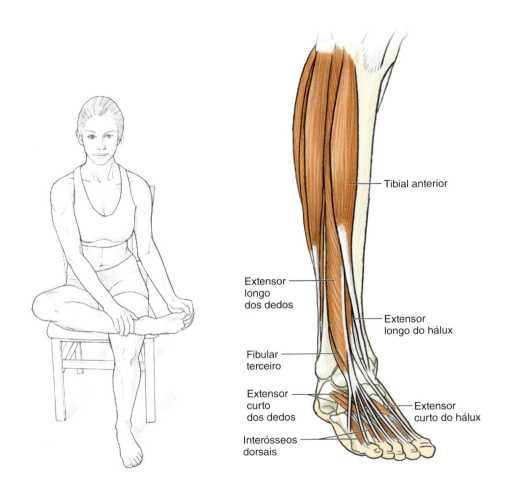

Execução

1. Na posição sentada em uma cadeira e com o pé esquerdo no chão, levante o tornozelo direito e coloque-o sobre o joelho esquerdo.
2. Enquanto segura o tornozelo direito com a mão direita, coloque os dedos da mão esquerda na parte superior dos dedos do pé direito.
3. Puxe as pontas dos dedos em direção à planta do pé, afastando-os da tíbia.
4. Repita este alongamento com a outra perna.

Músculos alongados

Músculos mais alongados: lado direito – extensor longo dos dedos, extensor curto dos dedos, extensor longo do hálux, extensor curto do hálux, tibial anterior, fibular terceiro.
Músculo menos alongado: interósseos dorsais direitos.

Comentários

Este é um bom alongamento para aliviar dores pouco intensas e tensões nos músculos extensores dos dedos do pé, localizados no dorso do pé. De um modo geral, esses músculos não são tão fortes quanto os músculos flexores dos dedos dos pés, localizados na parte inferior do pé, pois eles não exercem força contra o solo em atividades diárias como correr e andar. Em vez disso, esses músculos são constantemente usados como antagonistas no momento em que o pé deixa o chão (extensão e dorsiflexão dos dedos do pé) durante uma caminhada ou corrida. Consequentemente, esses músculos tendem a ficar menos doloridos ou enrijecidos, em comparação com os flexores dos dedos dos pés.

Este alongamento é um dos mais fáceis de executar. Pode ser feito a qualquer momento, com a pessoa sentada (ao assistir TV) ou durante qualquer atividade semelhante. No final do dia, naqueles seus momentos de relaxamento, o alongamento regular desses músculos fará maravilhas. O estabelecimento de uma rotina matinal de alongamento também é uma forma benéfica de começar o dia. A série de exercícios de alongamento pode ser realizada a qualquer momento durante o dia.

Segure o tornozelo com firmeza para manter estáveis o pé e o tornozelo. Você sentirá o alongamento na parte superior do pé (face dorsal). Se sentir muita dor ao agarrar e tracionar as pontas dos dedos, aplique a pressão na bola do pé (coxim metatarsal).

ALONGAMENTO DOS EXTENSORES DOS DEDOS DO PÉ, EM PÉ, NÍVEL AVANÇADO

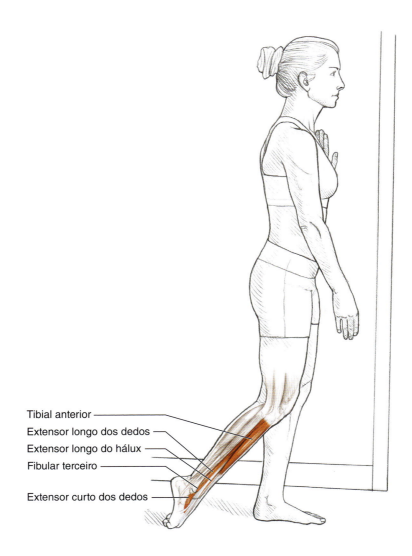

Tibial anterior
Extensor longo dos dedos
Extensor longo do hálux
Fibular terceiro
Extensor curto dos dedos

Execução

1. Fique em pé e apoie-se contra uma parede ou outro objeto apropriado para se equilibrar.
2. Aponte o pé direito para trás, afastando-o do corpo; o lado dorsal (superior) dos dedos deve ficar posicionado contra o chão. Se a face dorsal do pé ficar repousando sobre um travesseiro ou toalha, este alongamento se tornará mais confortável.
3. Enquanto mantém o lado dorsal dos dedos pressionado contra o chão, incline seu peso sobre a perna direita e pressione para baixo a parte inferior do calcanhar, em direção ao chão.
4. Repita este alongamento com a outra perna.

Músculos alongados

Músculos mais alongados: lado direito – extensor longo dos dedos, extensor curto dos dedos, extensor longo do hálux, extensor curto do hálux, tibial anterior, fibular terceiro.
Músculo menos alongado: interósseos dorsais direitos.

Comentários

Muitos praticantes de exercícios de condicionamento físico sofrem de canelite na parte frontal da tíbia. Durante a prática do exercício, essa condição causa dor intensa. A canelite está associada à inflamação do músculo tibial anterior e do tecido conjuntivo que circunda o compartimento anterior da tíbia. Muitas vezes, esse problema é causado pelo uso excessivo ou retesamento do músculo tibial anterior. A canelite também pode estar associada ao tipo de calçado usado e às superfícies onde são praticados os exercícios. Pessoas com problemas de canelite certamente serão beneficiadas com este alongamento. Os calçados e as superfícies para as corridas e caminhadas também devem ser avaliados.

É mais confortável fazer este alongamento em um tapete ou em outra superfície macia; uma opção seria colocar um travesseiro macio ou toalha entre a parte dorsal do pé e o chão. Certifique-se de não arrastar o pé que está pressionado contra o chão. Se o calcanhar for mobilizado em uma direção medial ou lateral, o alongamento será maior respectivamente na parte medial (interna) ou lateral (externa) do dorso do pé. Também é recomendável que cada um desses alongamentos seja explorado a partir de diferentes ângulos de tração. Dessa forma, será possível localizar nesses músculos os pontos doloridos ou tensos. Este alongamento é mais eficaz que o exercício precedente. Nele, o peso total do corpo aplica mais pressão nesses músculos à medida que o alongamento vai ocorrendo.

ALONGAMENTO DOS FLEXORES DOS DEDOS DO PÉ, POSIÇÃO SENTADA, NÍVEL INICIANTE

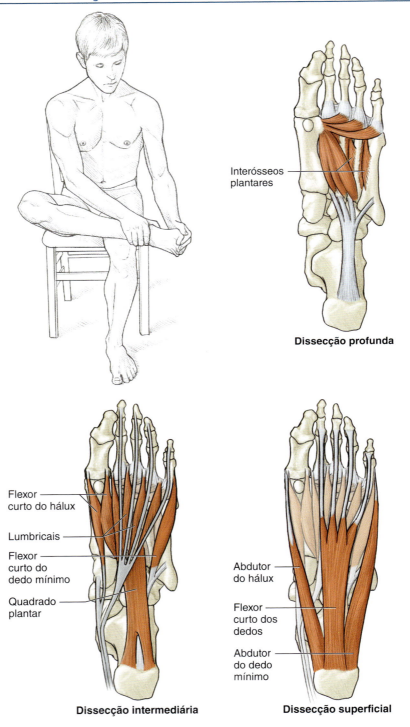

Interósseos plantares

Dissecção profunda

Flexor curto do hálux
Lumbricais
Flexor curto do dedo mínimo
Quadrado plantar

Dissecção intermediária

Abdutor do hálux
Flexor curto dos dedos
Abdutor do dedo mínimo

Dissecção superficial

Execução

1. Sentado em uma cadeira e com o pé esquerdo no chão, levante o tornozelo direito e coloque-o sobre o joelho esquerdo.
2. Apoie o tornozelo direito com a mão direita e coloque os dedos da mão esquerda ao longo da parte inferior dos dedos do pé direito; os dedos da mão devem apontar na mesma direção que os dedos dos pés.
3. Use os dedos da mão esquerda para empurrar os dedos do pé direito em direção ao joelho direito.
4. Repita este alongamento com a outra perna.

Músculos alongados

Músculos mais alongados: lado direito – flexor curto dos dedos, quadrado plantar, flexor curto do dedo mínimo, flexor curto do hálux, lumbricais, interósseos plantares, abdutor do hálux, abdutor do dedo mínimo.

Músculos menos alongados: lado direito – flexor longo dos dedos, flexor longo do hálux, tibial posterior, fibular longo, fibular curto, plantar, sóleo, gastrocnêmio.

Comentários

Os músculos localizados no arco do pé estão submetidos a estresse constante durante as atividades diárias. Esse estresse é resultado do apoio do peso do corpo durante atividades como ficar em pé, andar, pular e correr. Os músculos dos dedos do pé também aplicam força contra o chão sempre que a pessoa está em movimento. Assim, esses músculos estão constantemente em uso durante a maior parte do dia, especialmente se a pessoa for ativa. Depois de caminhar e ficar em pé por longas horas, frequentemente os músculos dos pés ficam mais cansados, doloridos e tensos do que qualquer outro grupo muscular no corpo. Em seguida a um longo dia de trabalho, será mesmo possível sentir cãibras nos músculos. O alongamento desses flexores dos dedos dos pés ajudará a diminuir a dor e a sensação de incômodo depois de um duro dia de trabalho e, além disso, fará com que a pessoa se sinta melhor. Os músculos da face plantar (inferior) do pé são bastante sensíveis e respondem muito bem aos exercícios de alongamento. Massagens suaves, juntamente com alongamentos leves, podem fazer com que a pessoa tenha uma agradável sensação de relaxamento depois de ter ficado em pé na maior parte do dia.

Certifique-se de estabilizar firmemente o pé e o tornozelo. Se você empurrar com força as pontas dos dedos do pé com a palma da mão esquerda, o alongamento será muito maior. Você sentirá o alongamento na planta do pé.

ALONGAMENTO DOS FLEXORES DOS DEDOS DO PÉ, EM PÉ, NÍVEL AVANÇADO

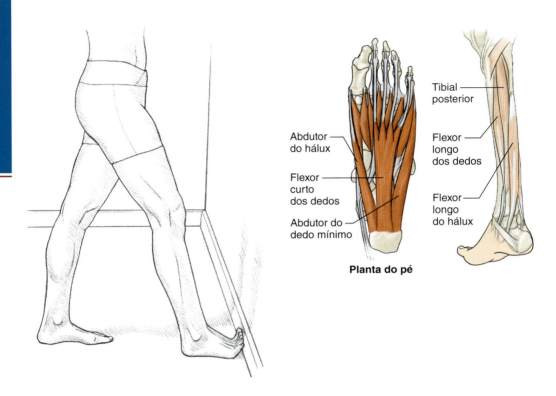

Planta do pé

Execução

1. Fique em pé de frente para uma parede, a uma distância de 30-60 cm.
2. Mantendo o calcanhar do pé direito no chão, pressione a parte inferior dos dedos do pé direito contra a parede. A bola do pé deve estar mais de 2 cm acima do chão.
3. Incline-se para a frente e deslize a bola do pé direito lentamente para baixo, mantendo os dedos pressionados contra a parede.
4. Repita este alongamento com a outra perna.

Músculos alongados

Músculos mais alongados: lado direito – flexor curto dos dedos, quadrado plantar, flexor curto do dedo mínimo, flexor curto do hálux, lumbricais, interósseos plantares, abdutor do hálux, abdutor do dedo mínimo.

Músculos menos alongados: lado direito – flexor longo dos dedos, flexor longo do hálux, tibial posterior.

Comentários

Você já teve a oportunidade de dirigir um carro durante muitas horas sem parar? Você já sentiu alguma vez que seu pé fica cansado de mover o pedal do acelerador para cima e para baixo, ou de ficar no mesmo lugar por um longo período? Acontece com a maioria de nós. Os músculos do pé não estão acostumados a isso. Simplesmente ficam cansados. Durante uma longa viagem, ajudaria muito fazer este alongamento, ou qualquer dos exercícios anteriormente descritos.

Certifique-se de que a bola do pé esteja paralela ao chão. Isso garante que todos os dedos serão igualmente alongados. Além disso, deslize devagar a bola do pé para baixo. Caso contrário, poderá ocorrer alongamento excessivo. Se você dobrar ligeiramente o joelho direito e mover o joelho para a frente em direção à parede, os músculos da panturrilha serão incorporados ao alongamento.

PÉS E PANTURRILHAS

ALONGAMENTO DOS FLEXORES PLANTARES, NÍVEL INICIANTE

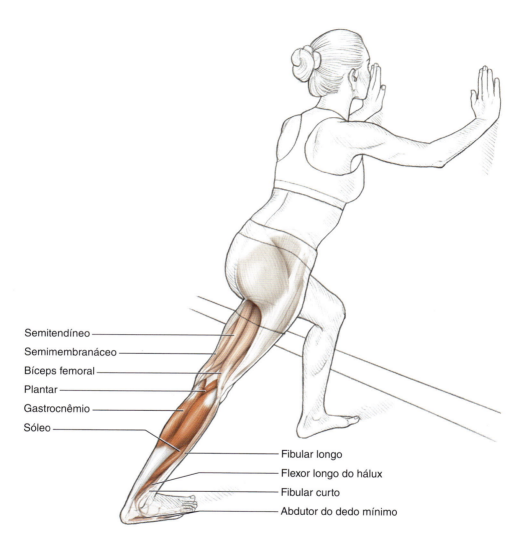

Execução

1. Fique de frente para uma parede, a 60 cm de distância.
2. Apoie as mãos contra a parede.
3. Mantendo o pé esquerdo no lugar, coloque o pé direito 30-60 cm atrás do pé esquerdo. O pé esquerdo deve estar a 30-60 cm de distância da parede e o pé direito a 60-120 cm da parede.
4. Mantendo o calcanhar direito no chão, incline o tórax em direção à parede. Você pode dobrar ligeiramente o joelho esquerdo, a fim de facilitar o movimento do tórax de encontro à parede.
5. Repita este alongamento com a outra perna.

Músculos alongados

Músculos mais alongados: lado direito – gastrocnêmio, sóleo, plantar, poplíteo, flexor longo dos dedos, flexor longo do hálux, tibial posterior.

Músculos menos alongados: lado direito – fibular longo, fibular curto, flexor curto dos dedos, quadrado plantar, flexor curto do dedo mínimo, flexor curto do hálux, abdutor do dedo mínimo, abdutor do hálux, poplíteo, semitendíneo, semimembranáceo, bíceps femoral.

Comentários

Cada vez que você inicia um novo programa de exercícios ou participa de atividades incomuns ou desconhecidas, talvez sinta dores musculares ao longo dos dias seguintes. Esse fenômeno é comumente conhecido como dor muscular de início tardio, ou DMIT. Essa sensação dolorosa é sentida com mais frequência 24-72 horas após o exercício. Em geral, caminhar ou correr em percursos com subidas ou descidas causa esse efeito doloroso. Habitualmente os músculos da panturrilha são mais afetados do que qualquer outro grupo muscular no corpo. O repetido alongamento desses músculos durante alguns dias ajudará a aliviar a DMIT.

À medida que o tórax for se aproximando da parede, flexione ligeiramente o joelho, pois esse movimento realinhará a tíbia e aumentará a distância entre os pontos de inserção muscular. Essa estratégia aumentará o alongamento nos músculos tibial posterior, flexor longo do hálux e flexor longo dos dedos e, ao mesmo tempo, reduzirá o alongamento nos músculos posteriores da coxa.

ALONGAMENTO DOS FLEXORES PLANTARES, NÍVEL AVANÇADO

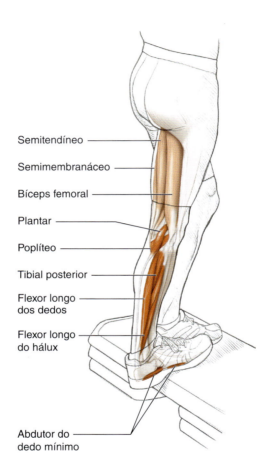

Execução

1. Fique em pé com o corpo ereto na borda de um degrau ou prancha, com a parte intermediária do pé (mediopé) direito na borda. Segure-se em um suporte com pelo menos uma das mãos.
2. Mantenha o joelho direito estendido e o joelho esquerdo ligeiramente flexionado.
3. Abaixe ao máximo possível o calcanhar direito.
4. Repita este alongamento com a outra perna.

Músculos alongados

Músculos mais alongados: lado direito – gastrocnêmio, sóleo, plantar, poplíteo, flexor longo dos dedos, flexor curto dos dedos, flexor longo do hálux, flexor curto do hálux, tibial posterior, quadrado plantar, flexor curto do dedo mínimo, abdutor do dedo mínimo, abdutor do hálux.

Músculos menos alongados: lado direito – semitendíneo, semimembranáceo, bíceps femoral.

Comentários

Muitos corredores, tanto recreativos como competitivos, sofrem de uma condição chamada tendinite, que é a inflamação crônica de um tendão. A tendinite é causada pelo uso excessivo e pela tensão dos músculos associados aos tendões afetados. O local mais vulnerável para a ocorrência desse problema na perna é o tendão do calcâneo. Os músculos gastrocnêmio e sóleo se ligam a esse tendão. Se não for tratada, a tendinite do calcâneo se tornará terrivelmente dolorosa e limitará a participação da pessoa afetada em praticamente todas as atividades esportivas. Pesquisas mostram que a maioria das pessoas simplesmente não gasta tempo e esforço suficientes no alongamento desses músculos. Em muitos casos, deverão transcorrer longos períodos (talvez meses) para que a pessoa se livre dessa tendinite. É importante que um bom programa de alongamento para esses músculos faça parte do seu programa geral de treinamento.

Este alongamento é o melhor exercício para os músculos da panturrilha em geral. É mais confortável fazer este alongamento usando calçados. Sempre apoie o corpo, pois se isso não for feito, os músculos poderão se contrair e o alongamento não ocorrerá. Depois que os calcanhares atingirem o ponto mais baixo, aplique maior alongamento flexionando levemente os joelhos. Esse procedimento alongará os músculos tibial posterior, flexor longo do hálux e flexor longo dos dedos, ao passo que diminuirá o alongamento nos músculos posteriores da coxa. O posicionamento da bola do pé na borda do degrau ou da prancha aumentará o alongamento na origem (parte superior) desses grupos musculares. O posicionamento do mediopé na borda do degrau ou prancha aumenta o alongamento na parte inferior desses músculos. Quanto mais pronunciada for a borda do degrau, maior será a aderência que você poderá obter entre o degrau e o pé e maior será o alongamento obtido por esses músculos.

ALONGAMENTO DOS FLEXORES PLANTARES E DOS EVERSORES DO PÉ

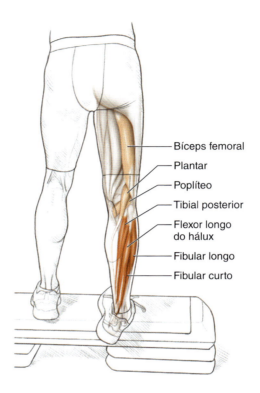

Bíceps femoral
Plantar
Poplíteo
Tibial posterior
Flexor longo do hálux
Fibular longo
Fibular curto

Execução

1. Fique em pé na borda de um degrau ou prancha, com o mediopé direito na borda.
2. Coloque o pé em uma posição invertida; para tanto, fique em pé sobre a face lateral (externa) do pé.
3. Mantenha o joelho direito esticado e o joelho esquerdo ligeiramente flexionado.
4. Apoie-se em um suporte com pelo menos uma das mãos.
5. Mantendo o pé invertido, abaixe o máximo possível o calcanhar direito.
6. Repita este alongamento com a outra perna.

Músculos alongados

Músculos mais alongados: lado direito – fibular longo, fibular curto, fibular terceiro, abdutor do dedo mínimo, face lateral do sóleo, face lateral do gastrocnêmio, flexor longo do hálux, tibial posterior.

Músculos menos alongados: lado direito – poplíteo, plantar, gastrocnêmio (cabeça medial), bíceps femoral, flexor curto dos dedos, quadrado plantar, flexor curto do dedo mínimo, flexor curto do hálux.

Comentários

De vez em quando, muitas pessoas sentem dor e retesamento na face lateral (externa) dos músculos da panturrilha. Isso pode acontecer a qualquer momento que a pessoa caminha ou corre em uma superfície irregular ou instável, como na grama ou na areia da praia, ou ao caminhar ou correr ladeira abaixo. Frequentemente essa dor é sentida nos dias seguintes à atividade. Essa condição é conhecida como dor muscular de início tardio, ou DMIT. Ao se deparar com esse problema, será altamente recomendável iniciar um programa de alongamento, especialmente para os músculos onde essa dor estiver sendo percebida. Este alongamento específico é válido para a face lateral (externa) da perna.

É mais confortável realizar este alongamento usando calçados. Este é um excelente alongamento para os músculos fibulares longo e curto e para o abdutor do dedo mínimo, que estão localizados na face lateral (externa) da perna e do pé. Tenha cuidado extra ao colocar seu pé em uma posição invertida, e certifique-se de avançar lentamente neste exercício de alongamento. Tão logo o calcanhar direito tenha tocado o chão ou alcançado o ponto mais baixo, aumente o alongamento flexionando levemente o joelho direito. Isso eliminará qualquer alongamento nos músculos posteriores da coxa, mas alongará ainda mais os músculos da panturrilha.

ALONGAMENTO DOS FLEXORES PLANTARES E DOS INVERSORES DO PÉ

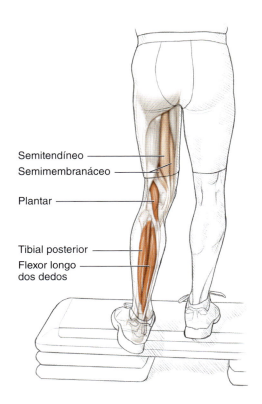

Semitendíneo
Semimembranáceo
Plantar
Tibial posterior
Flexor longo dos dedos

Execução

1. Fique em pé com o corpo ereto na borda de um degrau ou prancha, com o mediopé esquerdo na borda.
2. Coloque o pé em uma posição evertida; para tanto, fique em pé sobre a face medial (interna) do pé.
3. Flexione ligeiramente o joelho esquerdo na direção da parte média do corpo (direção para dentro), com o joelho direito ligeiramente flexionado.
4. Apoie-se em um suporte com pelo menos uma das mãos.
5. Mantendo o pé evertido, abaixe o máximo possível o calcanhar esquerdo.
6. Repita este alongamento com a outra perna.

Músculos alongados

Músculos mais alongados: lado esquerdo – flexor longo dos dedos, abdutor do hálux, face medial do sóleo, tibial posterior, plantar.

Músculos menos alongados: lado esquerdo – flexor curto dos dedos, quadrado plantar, flexor curto do hálux, flexor curto do dedo mínimo, cabeça medial do gastrocnêmio, semitendíneo, semimembranáceo.

Comentários

Muitos praticantes de exercícios de resistência ficam bastante incomodados pela canelite. Esse problema é frequentemente causado pelo uso excessivo ou pela tensão nos músculos flexores e inversores plantares. Torna-se muito difícil praticar qualquer atividade esportiva com a dor constante causada pela canelite. Em especial, este exercício promove o alongamento do flexor longo dos dedos e da face medial do músculo sóleo. Pessoas com esse problema certamente serão beneficiadas com este alongamento. Avalie também os calçados, bem como as superfícies para as corridas e caminhadas. Além dessas medidas, deve-se incluir um programa completo de alongamento em qualquer programa de reabilitação.

É mais confortável realizar este alongamento usando calçados. Esse é um excelente alongamento para os músculos flexor longo dos dedos e abdutor do hálux, bem como para a face medial do sóleo, que estão localizados na face medial da perna e do pé. Tenha cuidado extra ao colocar seu pé em uma posição de eversão e certifique-se de progredir lentamente ao praticar este alongamento. Depois que o calcanhar esquerdo tocar o chão ou alcançar o ponto mais baixo, o alongamento poderá ser aumentado se você dobrar ligeiramente o joelho esquerdo. Isso reduzirá o alongamento dos músculos posteriores da coxa, mas aumentará o alongamento dos músculos flexor longo dos dedos e abdutor do hálux, além da parte medial do sóleo.

CAPÍTULO 8

ALONGAMENTOS DINÂMICOS

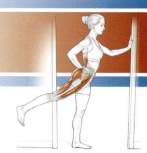

A flexibilidade é um componente importante do condicionamento físico. De modo geral, pessoas com maior flexibilidade apresentam melhor desempenho e têm menor risco de lesão. Consequentemente, muitos atletas incluem exercícios de alongamento concebidos para melhorar a flexibilidade tanto em seus programas de treinamento como nas atividades de aquecimento que antecedem a prática esportiva.

No entanto, desde o final dos anos 1990, vários pesquisadores têm questionado os supostos benefícios do alongamento. Numerosos estudos estabeleceram que a prática do alongamento estático antes de um evento pode inibir praticamente todos os componentes do desempenho. Por exemplo, o alongamento estático executado antes de um evento pode reduzir a força máxima, o desempenho no salto vertical, a velocidade da corrida e a resistência muscular. Além disso, vários estudos recentes não conseguiram estabelecer uma ligação entre o alongamento estático realizado antes do evento e a prevenção de lesões. Na verdade, alguns estudos demonstraram que atletas com altos níveis de flexibilidade estão mais propensos a sofrer lesões, em comparação com atletas que possuem flexibilidade moderada. Algumas evidências mostram que pessoas com tensão extrema têm menor probabilidade de sofrer distensões musculares, mas especula-se que, se o alongamento estático realizado antes do evento estiver diminuindo esse tipo de lesão, isso se deve à sua capacidade de reduzir a força total do músculo. Distensões, estiramentos e rupturas ocorrem mediante contração muscular vigorosa; portanto, com a diminuição da produção de força, haverá menor probabilidade de ocorrência de lesões. Finalmente, é importante ter em mente que, embora muitos estudos tenham demonstrado a inexistência de benefícios com o alongamento estático realizado antes do evento, ainda são muitas as evidências em favor dos ganhos com a prática desse tipo de atividade em seguida ao treinamento.

O alongamento dinâmico vem ganhando popularidade por causa das complicações que podem surgir com a prática do alongamento estático realizado antes de eventos. Como foi discutido na introdução, os proprioceptores do fuso muscular possuem um componente dinâmico rápido e um componente estático lento que fornecem informações não apenas sobre o grau de mudança do comprimento, mas também sobre a velocidade de mudança desse parâmetro. Mudanças rápidas de comprimento podem desencadear um reflexo de estiramento, ou miotático, que tenta opor resistência à mudança no comprimento do músculo, fazendo com que o músculo esticado se contraia. Alongamentos mais lentos permitem que os fusos musculares relaxem e se adaptem a comprimentos novos e mais longos. Assim, atividades dinâmicas que exigem movimentos rápidos e vigorosos, como correr, pular ou chutar, utilizam os receptores dinâmicos para limitar a flexibilidade. Em consequência, os pesquisadores começaram a investigar se um alongamento dinâmico que ative os receptores dinâmicos seria mais benéfico na preparação para a execução de atividades dinâmicas.

O alongamento dinâmico lança mão de movimentos oscilantes, saltos ou movimentos exagerados, de modo que o impulso do movimento faz com que os membros avancem até – ou mesmo ultrapassem – os limites normais da amplitude do movimento, além de ativar uma resposta reflexa proprioceptiva. A ativação adequada dos proprioceptores pode fazer com que ocorra facilitação dos nervos que ativaram as células musculares. Essa facilitação permite que os nervos disparem mais rapidamente; com isso, o músculo poderá fazer contrações rápidas e mais poderosas. Assim, a facilitação pode preparar os músculos e articulações de maneira mais específica, já que o corpo estará passando por movimentos que provavelmente serão repetidos no exercício. A facilitação também auxilia o sistema nervoso, tendo em vista que os movimentos dinâmicos fazem mais para ativar esse aspecto do que os alongamentos estáticos. Considerando que o alongamento dinâmico também envolve movimentação constante durante todo o aquecimento, essa prática faz com que a temperatura interna seja mantida, enquanto o alongamento estático pode resultar em uma queda de vários graus nessa temperatura.

Pesquisas que empregaram alongamentos dinâmicos que controlam os deslocamentos ao longo da amplitude de movimento ativo de uma articulação demonstraram aumento nos desempenhos de potência, como a corrida e o salto. Além disso, não foram publicados relatos de efeitos adversos no desempenho com a prática de sessões curtas ou longas de alongamento dinâmico. Como exemplo, um estudo revelou melhora no desempenho quando os alongamentos dinâmicos se prolongaram por mais de 90 segundos; e foi observada pouca ou nenhuma mudança com o uso de tempos de alongamento menores. Adicionalmente, algumas pesquisas demonstraram que o impacto negativo do alongamento estático poderia ser reduzido ou eliminado se o alongamento dinâmico fosse executado em seguida ao alongamento estático. Assim, hoje em dia tem-se como altamente recomendável a prática do alongamento dinâmico imediatamente antes do início de qualquer atividade.

Como ocorre em qualquer outra atividade, é essencial que sejam seguidas as orientações e os princípios específicos ao serem executados alongamentos dinâmicos:

- Um aquecimento efetivo com a inclusão de alongamentos dinâmicos deve durar de 10-15 minutos, ou ter 10-20 repetições.
- Observe a posição inicial do corpo ao realizar determinada atividade e, em seguida, certifique--se de iniciar o alongamento dinâmico a partir dessa mesma posição inicial.
- Observe a amplitude de movimento percorrida por cada articulação. O alongamento dinâmico não deve exceder em muito a amplitude de movimento da atividade para a qual você está se preparando. Não salte.
- O alongamento dinâmico deve replicar aproximadamente os movimentos utilizados durante a atividade. Use boa técnica e certifique-se de mobilizar todos os músculos normalmente convocados durante a atividade. Se os alongamentos dinâmicos imitam uma habilidade esportiva específica (como o levantamento do joelho), os alongamentos deverão levar em conta os fatores específicos da habilidade em questão. Se você tiver o cuidado de imitar a habilidade com a máxima precisão possível, será beneficiado com um aprendizado melhor de seus detalhes específicos, além de diminuir a probabilidade da introdução de técnicas inadequadas.
- Ao executar o alongamento dinâmico, você pode fazer repetições no mesmo lugar, ou pode se deslocar por uma distância definida. Seja praticando no lugar ou em movimento, você deve começar cada alongamento de forma lenta e, a cada repetição, aumentar progressivamente a amplitude do movimento e sua velocidade. Por exemplo, se você estiver se movendo ao longo de certa distância, comece com uma caminhada, prossiga com um salto e, finalmente, termine com uma corrida.

ALONGAMENTOS DINÂMICOS

- Alongamentos dinâmicos podem ser executados isoladamente ou em combinação. A combinação de dois ou mais alongamentos proporciona variedade ao seu programa e permite imitar mais perfeitamente as habilidades mais complexas.

Em resumo, cada alongamento dinâmico deve incluir 10-20 repetições executadas no mesmo lugar, ou ao longo de determinada distância; a amplitude e a velocidade do movimento devem aumentar progressivamente; os músculos devem estar contraídos durante todo o alongamento; use boa técnica para cada repetição, da mesma forma que você normalmente praticaria a ação; e assegure-se de que os movimentos sejam completamente controlados, para tanto, execute ações deliberadas, sem saltar.

Ao se preparar para atividades competitivas ou recreativas, você poderá usar os alongamentos dinâmicos descritos a seguir como um aquecimento pré-exercício. Na maioria dos casos, esses alongamentos são de grande utilidade para praticamente qualquer esporte. Esses alongamentos dinâmicos se concentram nos principais grupos musculares do corpo e são muito fáceis de executar. Seu treinamento ou atividade será mais prazeroso se esses alongamentos dinâmicos pré-exercício fizerem parte de seu programa. No próximo capítulo, você encontrará programas e recomendações mais específicos para uma série de eventos esportivos e terá à sua disposição várias opções, ao decidir quais exercícios de alongamento se adequam melhor aos seus propósitos.

ALONGAMENTO DINÂMICO DOS ROTADORES MEDIAIS E LATERAIS DO QUADRIL

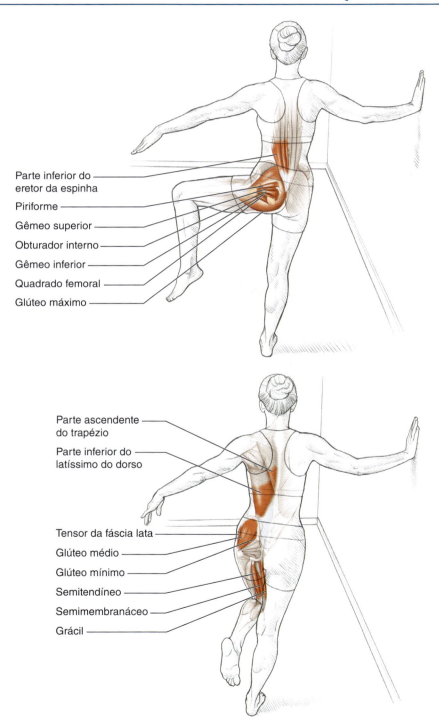

Execução

1. Fique em pé apoiado na perna direita, com o corpo ereto e o joelho estendido. O lado direito do corpo deve estar voltado para uma superfície de apoio (como uma parede, a borda de um canto, ou um vão de porta). Apoie-se no objeto de apoio na altura do ombro.
2. Flexione ligeiramente o joelho e o quadril esquerdos e deixe a perna esquerda pender de forma relaxada, como ponto de partida para este alongamento dinâmico.
3. Balance e gire dinamicamente a perna esquerda flexionada em torno do quadril em um movimento circular, para dentro e para fora.
4. Mantenha o tronco na posição vertical e permita que o movimento circular ocorra em torno da articulação do quadril.
5. Repita este alongamento com a outra perna.

Músculos alongados

Músculos mais alongados em rotação lateral: lado esquerdo – glúteo máximo, glúteo médio, glúteo mínimo, piriforme, gêmeo superior, gêmeo inferior, obturador externo, obturador interno, quadrado femoral, parte inferior do eretor da espinha.

Músculos mais alongados em rotação medial: lado esquerdo – glúteo médio, glúteo mínimo, tensor da fáscia lata, semitendíneo, semimembranáceo, grácil, parte inferior do latíssimo do dorso, parte ascendente do trapézio.

Comentários

Os músculos rotadores laterais do quadril estão localizados no tecido profundo do quadril, logo abaixo do músculo glúteo máximo. Esses músculos em particular podem se tornar doloridos ou retesados se for aplicado um estresse incomum nessas estruturas, ou depois que a pessoa se envolve em atividades pouco comuns nas suas rotinas diárias. Geralmente, a sensação de músculo dolorido ou a tensão decorre do uso intenso dos músculos rotadores mediais e laterais do quadril em atividades como patinação no gelo, patinação em rodas, ou esqui *cross-country* em estilo de patinação. Muitas outras atividades, por exemplo, a participação em um jogo improvisado de futebol (que exige arrancadas de corrida, saltos e mudanças súbitas de direção), podem facilmente resultar, mais tarde, em desconforto ou dor musculares.

Nos dias subsequentes, se a sensação dolorida ou a tensão persistir nesses músculos em particular, use este alongamento dinâmico como aquecimento antes de iniciar qualquer atividade que exija movimentos de rotação lateral ou medial do quadril. Este alongamento dinâmico aumenta a eficácia dos movimentos musculares e melhora o desempenho global em muitas atividades esportivas.

ALONGAMENTOS DINÂMICOS

ALONGAMENTO DINÂMICO DOS ADUTORES E ABDUTORES DO QUADRIL

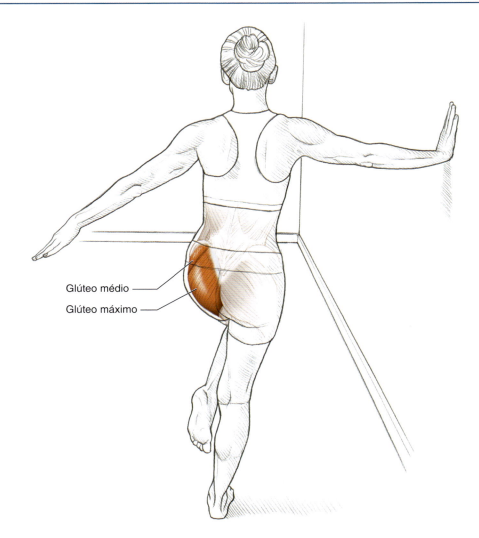

Glúteo médio
Glúteo máximo

Execução

1. Fique em pé apoiado na perna direita, com o corpo ereto e o joelho estendido. O lado direito do corpo deve estar voltado para uma superfície de apoio (como uma parede, a borda de um canto, ou um vão de porta). Apoie-se no objeto de apoio na altura do ombro.
2. Flexione ligeiramente o joelho e o quadril esquerdos e deixe a perna esquerda pender de forma relaxada, como ponto de partida para este alongamento dinâmico.
3. Balance e gire dinamicamente a perna esquerda à sua frente, de um lado para o outro, com folga apenas suficiente para que não ocorra colisão com a perna direita. Certifique-se de que o joelho da perna que está sendo balançada permaneça levemente flexionado.

4. Mantenha o tronco na posição vertical e permita que o movimento ocorra em torno da articulação do quadril; para tanto, use os músculos adutores localizados na parte medial da coxa e do quadril, e os músculos abdutores localizados na parte lateral da coxa e do quadril.
5. Repita este alongamento com a outra perna.

Músculos alongados

Músculos mais alongados no lado interno da coxa: lado esquerdo – grácil, adutor magno, adutor longo, adutor curto, pectíneo, partes média e inferior do sartório, semitendíneo, semimembranáceo.

Músculos mais alongados no lado externo da coxa: lado esquerdo – glúteo médio, glúteo mínimo, glúteo máximo, tensor da fáscia lata, parte superior do sartório.

Comentários

Os músculos dos lados medial (interno) e lateral (externo) do quadril e coxa são bastante grandes. Em conjunto, são chamados de músculos adutores e abdutores, respectivamente. Esses músculos são responsáveis pela adução (a aproximação da perna em direção à linha mediana do corpo) e pela abdução (o afastamento da perna com relação à linha mediana do corpo) do quadril. Eles também mantêm as pernas centradas sob o corpo e desempenham a função de estabilizadores na realização das atividades cotidianas. Certos movimentos ou atividades incomuns, como escalar várias vezes uma escada, ou subir ou descer uma ladeira, podem fazer com que os músculos dessa região fiquem doloridos ou fatigados – uma condição que facilmente poderá ter continuidade nos dias seguintes. É provável que a prática regular do alongamento alivie alguns dos sintomas. É muito recomendável que os músculos adutores e abdutores sejam alongados antes e depois da participação em práticas esportivas ou em outras atividades extenuantes, como uma forma de ajudar a prevenir lesões ou sintomas.

A prática deste alongamento dinâmico antes do exercício será benéfica e eficaz para pessoas que estejam sentindo dor muscular ou rigidez geral na parte medial ou lateral da coxa. Em muitos casos, a dor percebida em qualquer região do corpo é resultado de dor muscular. Quando os músculos estão doloridos, geralmente as pessoas também sentem rigidez. Pessoas com esse problema demonstram uma tendência a limitar a amplitude de movimento dos músculos afetados, como uma forma de evitar a dor. Assim, as atividades cotidianas normais podem ficar significativamente afetadas, dependendo da intensidade da dor. Em vez de evitarem o movimento, pessoas que sofrem de dor ou retesamento muscular devem tentar especificamente a mobilização e o alongamento dos músculos lesionados de forma dinâmica, antes de iniciar uma rotina de exercícios. A prática deste alongamento dinâmico para os adutores e abdutores do quadril aumentará a flexibilidade e o aquecimento nesses grupos musculares imediatamente antes da atividade – o que, por sua vez, diminuirá a probabilidade ou a gravidade de uma lesão e possivelmente também aumentará a capacidade de exercitar-se.

ALONGAMENTO DINÂMICO DOS FLEXORES E EXTENSORES DO QUADRIL

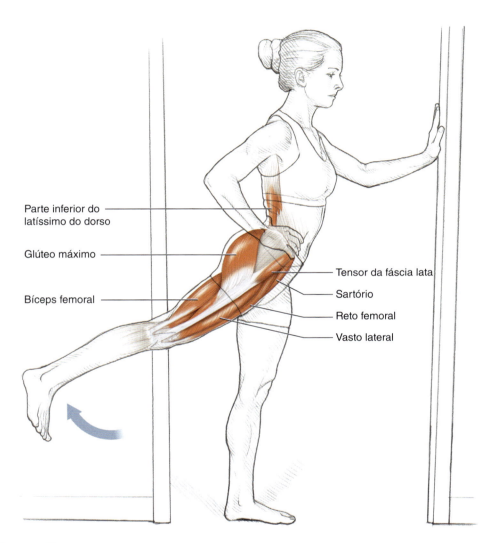

Parte inferior do latíssimo do dorso
Glúteo máximo
Bíceps femoral
Tensor da fáscia lata
Sartório
Reto femoral
Vasto lateral

Execução

1. Fique em pé com o corpo ereto e de frente para um lado de vão de porta. Apoie-se sobre a perna esquerda, com o joelho estendido. Segure-se no objeto de apoio na altura do seu ombro.
2. Flexione ligeiramente o joelho e o quadril direitos e deixe que a perna direita fique pendendo de maneira relaxada, como ponto de partida para este alongamento dinâmico.
3. Mantendo a perna levemente flexionada, balance a perna direita para a frente e para trás de maneira dinâmica, de modo que o membro seja movimentado paralelamente à abertura do vão da porta.

4. Mantenha o tronco na posição vertical e permita que o movimento ocorra na frente e atrás da articulação do quadril; para tanto, use os músculos flexores e extensores do quadril.
5. Repita este alongamento com a outra perna.

Músculos alongados

Músculos mais alongados na região anterior do quadril: lado direito – reto femoral, vasto lateral, vasto intermédio, vasto medial, tensor da fáscia lata, sartório.

Músculos mais alongados na região posterior do quadril: lado direito – glúteo máximo, semitendíneo, semimembranáceo, bíceps femoral, parte inferior do eretor da espinha, parte inferior do latíssimo do dorso.

Comentários

Os músculos flexores e extensores do quadril são amplamente utilizados na maioria dos esportes. Frequentemente esses músculos são os primeiros a sofrer fadiga e, como consequência, o desempenho diminui. Com a continuação do uso desses músculos pelo atleta, ocorrerão dor e retesamento muscular. Se tais músculos não forem adequadamente alongados, muito provavelmente os posteriores da coxa e o quadríceps ficarão ainda mais retesados. A tensão dos posteriores da coxa e do grupo quadríceps é ocorrência comum entre os praticantes de exercício que aumentam significativamente a velocidade, a distância percorrida ou a quantidade de subidas íngremes durante o treinamento. A tensão nos músculos pode ceder um pouco durante o exercício por causa do progressivo aquecimento dos músculos; mas quando o atleta para, a dor pode retornar. Assim, é particularmente importante fazer um alongamento adequado após o exercício.

É igualmente importante realizar alguns alongamentos dinâmicos antes de dar início à sua rotina regular de exercícios. Este alongamento dinâmico para os flexores e extensores do quadril aliviará alguns dos problemas que podem ocorrer durante o exercício intenso desses músculos. Recomendamos que este alongamento seja executado como um aquecimento, antes que sejam feitos exercícios de maior intensidade.

ALONGAMENTO DINÂMICO DOS FLEXORES DO JOELHO, EM PÉ

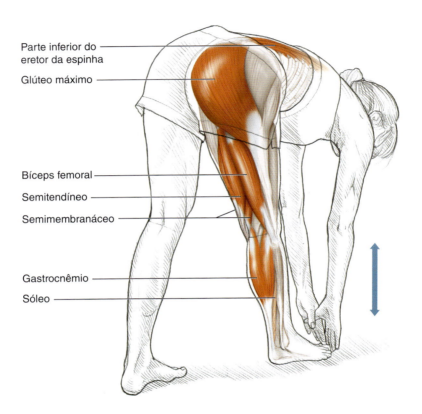

Execução

1. Fique em pé com o calcanhar direito 30-60 cm à frente dos dedos do pé esquerdo.
2. Mantendo o joelho direito estendido e o joelho esquerdo ligeiramente flexionado, flexione o tronco em direção ao joelho direito.
3. Projete as mãos em direção ao pé direito.
4. Faça o alongamento dinamicamente com movimentos para cima e para baixo (movimento de "reverência").
5. Repita este alongamento com a outra perna.

Músculos alongados

Músculos mais alongados: lado direito – semitendíneo, semimembranáceo, bíceps femoral, glúteo máximo, gastrocnêmio, parte inferior do eretor da espinha.

Músculos menos alongados: lado direito – sóleo, plantar, poplíteo, flexor longo dos dedos, flexor longo do hálux, tibial posterior.

Comentários

Ao iniciar a participação em um esporte sem o alongamento adequado, é mais provável que os posteriores da coxa fiquem retesados. Posteriores da coxa tensos são ocorrência comum entre muitos atletas e também em pessoas que participam em atividades recreativas. A tensão nesses músculos pode diminuir durante o exercício à medida que os músculos vão aquecendo; mas, quando o atleta para, a dor pode retornar.

Com frequência a tensão é um indicador de distensões musculares menores ou maiores, uma ocorrência comum que é principalmente sentida após o exercício. Outra causa de retesamento muscular é o desequilíbrio da força muscular, em que os extensores do joelho são mais fortes (ou os músculos glúteos são mais fracos) que os posteriores da coxa. Assim, é particularmente importante realizar um alongamento adequado após o exercício, porque é nesse momento que os músculos estão aquecidos e mais receptivos ao alongamento.

Este é o alongamento pré-exercício mais comum para os músculos posteriores da coxa e da panturrilha. Os posteriores da coxa são utilizados na maioria das atividades, e é possível sentir algum desconforto nesses músculos em decorrência da sessão de exercícios precedente. Em qualquer tipo de atividade de condicionamento físico, será possível sentir pequenas dores e tensões nos posteriores da coxa. O momento ideal para alongar levemente esses músculos é logo antes do início de outra sessão de exercícios. Na maioria dos casos, alongamentos dinâmicos leves aliviarão esses sintomas desconfortáveis, e você se sentirá muito melhor depois de tê-los praticado.

Para que sejam obtidos os melhores resultados, tente manter o joelho direito estendido e flexione o tronco diretamente a partir do quadril. Também é importante que as costas sejam mantidas retas o máximo possível. Se estiver ocorrendo retesamento na face lateral dos músculos posteriores da coxa, vire levemente o pé direito para fora e flexione a cabeça e o tronco mais para o lado medial (interno) do joelho direito, para, com isso, aumentar o alongamento do bíceps femoral. Por outro lado, se o pé direito for ligeiramente virado para dentro e se a cabeça e o tronco forem flexionados mais para o lado lateral (externo) do joelho, isso aumentará o alongamento dos músculos semitendíneo e semimembranáceo, localizados no lado interno dos posteriores da coxa.

ALONGAMENTO DINÂMICO DOS FLEXORES PLANTARES

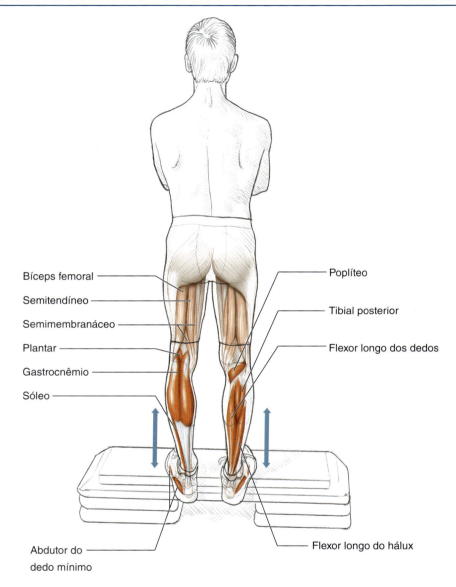

Execução

1. Fique em pé na borda de um degrau ou prancha, com a parte média dos dois pés na borda.
2. Apoie-se em um objeto apropriado com pelo menos uma das mãos e mantenha os joelhos estendidos.
3. Abaixe o máximo possível seus calcanhares e execute dinamicamente este alongamento com movimentos para cima e para baixo (movimento "de reverência").

Músculos alongados

Músculos mais alongados: gastrocnêmio, sóleo, plantar, poplíteo, flexor longo dos dedos, flexor curto dos dedos, flexor longo do hálux, flexor curto do hálux, tibial posterior, quadrado plantar, flexor curto do dedo mínimo, abdutor do dedo mínimo, abdutor do hálux.

Músculos menos alongados: semitendíneo, semimembranáceo, bíceps femoral.

Comentários

Em geral, este alongamento é realizado após o exercício, mas sua prática também é altamente recomendável antes do exercício. Na maior parte do dia, os músculos da panturrilha são intensamente utilizados. Esses músculos assumem a maior parte da carga durante as atividades de caminhada, corrida e salto. É natural que fiquem sobrecarregados, o que às vezes pode causar problemas sérios, como tendinites ou até mesmo rupturas musculares. Como prática antes do exercício, este alongamento dinâmico para os flexores plantares aliviará alguns dos problemas que podem ocorrer quando esses músculos são intensamente submetidos a esforço. É recomendável que este alongamento seja realizado como aquecimento antes da execução de qualquer exercício de maior intensidade. No programa de treinamento geral, pode-se adicionar um alongamento estático para os flexores plantares depois do exercício.

É mais confortável realizar este alongamento usando calçados. Apoie sempre o corpo. Se o corpo não estiver apoiado, os músculos poderão se contrair, sem que ocorra seu alongamento. Não alongue excessivamente esses músculos ao executar o exercício. Comece devagar e progrida lentamente para um nível de intensidade mais alto.

ALONGAMENTO DINÂMICO COM FLEXÃO LATERAL DO TRONCO

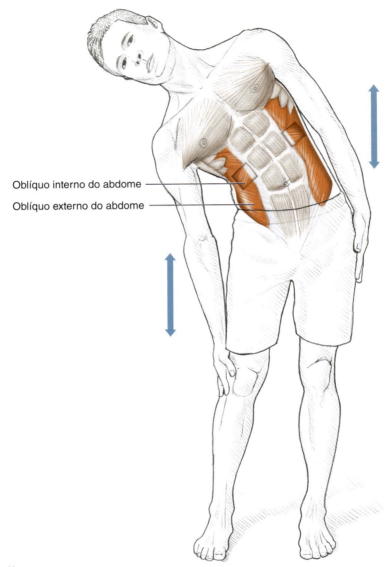

Oblíquo interno do abdome
Oblíquo externo do abdome

Execução

1. Fique em pé com os pés afastados na largura dos ombros.
2. Deixe que os braços fiquem pendentes ao lado do corpo.
3. Com a ajuda dos braços, flexione dinamicamente o tronco de um lado para outro e para a frente e para trás. Movimente seu lado direito para baixo e para cima; o braço direito deve deslizar ao longo da coxa direita em direção ao joelho. Em seguida, movimente o braço esquerdo também para baixo e para cima. Alterne entre os lados direito e esquerdo.
4. Permita que todo o movimento dinâmico ocorra na face lateral do tronco.

Músculos alongados

Músculos mais alongados: oblíquo externo do abdome, oblíquo interno do abdome, inter-transversários, multífidos, quadrado do lombo, rotadores.

Comentários

Os movimentos de alongamento com flexão lateral do tronco são frequentemente utilizados em rotinas regulares para atividades esportivas inespecíficas. Ao longo do dia, em muitas ocasiões, o tronco é regularmente flexionado em direções diferentes. Muito provavelmente você pode sentir alguma rigidez ou dor incomum nesses músculos e, simplesmente, desejar obter alívio para esses desconfortos. A torção do tronco acompanha a flexão lateral do tronco. Esses dois movimentos musculares envolvem os músculos extensores, flexores e flexores laterais do tronco. O aumento da amplitude de movimento para todos os músculos da parte inferior do tronco pode melhorar a amplitude de movimento na flexão lateral do tronco, além de melhorar o desempenho em atividades que envolvam qualquer ação esportiva inespecífica.

Esses grupos musculares do *core* também são frequentemente utilizados como estabilizadores, permitindo a aplicação de força por outros músculos. Assim, é importante que esses músculos sejam mantidos em boa forma. Se eles não estiverem funcionando em sua plena capacidade, isso afetará o funcionamento dos outros músculos e, nesse cenário, seu nível de atividade e de desempenho naturalmente diminuirá.

É importante que esses músculos sejam aquecidos antes da execução de qualquer tipo de movimento que envolva flexão do tronco. Certamente será muito benéfica a execução deste alongamento de maneira dinâmica (balística). Essa prática também minimizará a possibilidade de lesão ou de desconforto nesses grupos musculares durante a atividade.

ALONGAMENTO DINÂMICO DOS ROTADORES DO TRONCO

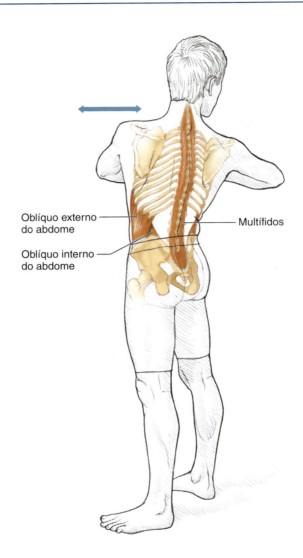

Execução

1. Fique em pé com os pés afastados na largura dos ombros; este alongamento também pode ser feito na posição sentada.
2. Flexione os cotovelos e coloque as mãos junto ao tórax. Mantenha seus braços nessa posição durante o alongamento.
3. Com a ajuda dos braços, gire dinamicamente o tronco de um lado para o outro, indo e voltando.
4. Mantenha o tronco na posição vertical e permita que o movimento dinâmico ocorra no tronco.

Músculos alongados

Músculos mais alongados: multífidos, rotadores, oblíquo externo do abdome, oblíquo interno do abdome.

Comentários

O tronco é considerado uma área central do corpo. A rotação do tronco é um movimento bastante comum em muitos esportes, bem como em atividades domésticas habituais. O tronco é regularmente flexionado em atividades diárias – talvez centenas de vezes por dia. Não admira que possam ocorrer alguns problemas musculares nessa área. Além disso, muitas atividades esportivas, como golfe, tênis e esportes de arremesso, dependem da torção do tronco.

A torção do tronco envolve os músculos extensores, flexores e flexores laterais do tronco. Uma amplitude de movimento melhor para todos os músculos da parte inferior do tronco pode aumentar a amplitude de movimento na rotação do tronco, além de melhorar o desempenho em atividades que envolvam essas ações. Certamente será de grande utilidade realizar o aquecimento desses músculos antes de qualquer tipo de movimento de rotação do tronco. A execução deste alongamento de maneira dinâmica (balística) também mimetizará os padrões motores específicos praticados nessas atividades. Com isso, é possível minimizar a probabilidade de lesão ou de desconforto nesses grupos musculares durante a atividade.

ALONGAMENTOS DINÂMICOS

ALONGAMENTO DINÂMICO COM FLEXÃO E EXTENSÃO DOS OMBROS

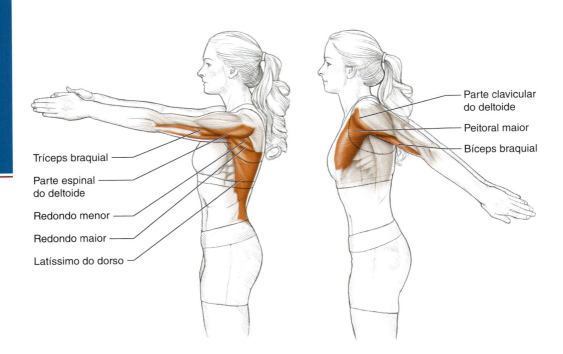

Execução

1. Fique em pé com os pés afastados na largura dos ombros e com os braços pendentes ao lado dos quadris.
2. Balance dinamicamente os braços para a frente e para trás até a distância máxima possível, ao longo de toda a amplitude de movimento.
3. Mantenha o tronco na posição vertical e permita que o movimento dinâmico ocorra na articulação do ombro.

Músculos alongados

Músculos mais alongados no movimento dos braços para a frente: parte espinal do deltoide, latíssimo do dorso, redondo maior, redondo menor, tríceps braquial.

Músculos mais alongados no movimento dos braços para trás: bíceps braquial, coracobraquial, parte clavicular do deltoide, peitoral maior.

Comentários

Esses músculos são intensamente utilizados sempre que há participação em qualquer atividade (recreativa ou competitiva) que exija arremessos com a mão em nível superior ao ombro ou inferior ao cotovelo. Pessoas que participam dessas atividades sazonalmente (não durante o ano inteiro) tendem a sofrer alguma rigidez ou dor no ombro. Este é um ótimo alongamento pré--exercício e deve ser praticado sempre que a pessoa sentir alguma tensão ou tiver uma sensação dolorosa nesses músculos. Este alongamento de aquecimento também é uma boa maneira de relaxar os músculos, com o objetivo de melhorar os padrões oscilatórios presentes em muitas atividades esportivas nas quais sejam importantes os movimentos de flexão e extensão do ombro. Este alongamento imita os padrões de movimento dinâmicos que ocorrem durante as sessões de treinamento reais, quando a pessoa arremessa objetos. Faça regularmente o alongamento desses músculos antes e depois dessas atividades, para que a sensação dolorosa e a tensão não aumentem ainda mais. Continue a alongar esses grupos musculares enquanto participar dessas atividades. O aquecimento por meio desse movimento de alongamento dinâmico permite que o corpo se prepare para o exercício. Essa prática diminuirá a probabilidade de ocorrência de lesão ou desconforto nesses grupos musculares.

ALONGAMENTO DINÂMICO PARA ABDUÇÃO E ADUÇÃO DO CÍNGULO DO MEMBRO SUPERIOR

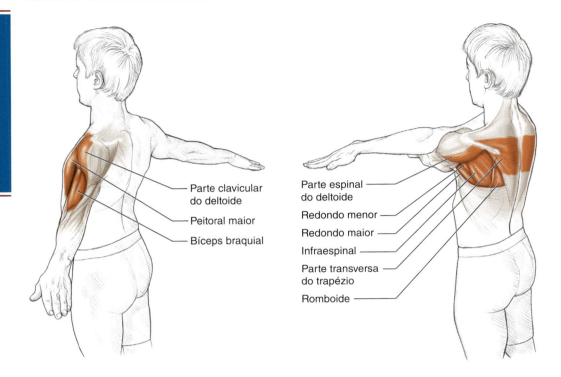

Parte clavicular do deltoide
Peitoral maior
Bíceps braquial

Parte espinal do deltoide
Redondo menor
Redondo maior
Infraespinal
Parte transversa do trapézio
Romboide

Execução

1. Fique em pé com os pés afastados na largura dos ombros.
2. Estenda os braços para os lados, ligeiramente abaixo da altura do ombro.
3. Balance seus braços lateralmente, de um lado para o outro na frente do tórax, movimentando-os medialmente ao máximo em direção ao seu corpo, até que os braços se entrecruzem.
4. Mantenha o tronco na posição vertical e permita que o movimento dinâmico ocorra na articulação do ombro.

Músculos alongados

Músculos mais alongados durante o balanço dos braços para fora: peitoral maior, peitoral menor, parte clavicular do deltoide, coracobraquial, bíceps braquial.

Músculos mais alongados durante o balanço dos braços para dentro: parte transversa do trapézio, romboides, parte espinal do deltoide, redondo maior, redondo menor, infraespinal, supraespinal.

Comentários

Este alongamento é um ótimo movimento a ser praticado antes do exercício por pessoas que participam recreativa ou competitivamente em qualquer tipo de jogo que exija o uso de raquete, por exemplo, tênis, *badminton*, *squash* e raquetebol. Este alongamento alivia a sensação dolorosa e a tensão entre as escápulas, bem como no tórax. Essa também é uma boa maneira de descontrair seus padrões oscilatórios e de fazer com que seu desempenho seja harmonioso. Este alongamento aquece esses músculos, livrando-os, antes do exercício, de qualquer dor ou tensão; além disso, o alongamento mimetiza os padrões de movimento dinâmico praticados durante as sessões de treinamento. O aquecimento com o uso desse movimento de alongamento dinâmico permite que o corpo se prepare para o treinamento. Será sempre benéfico realizar uma série de alongamentos leves antes de iniciar qualquer tipo de exercício, esporte ou atividade extenuante. Esses alongamentos leves minimizam a possibilidade de lesão ou desconforto nesses grupos musculares.

CAPÍTULO 9
PERSONALIZAÇÃO DO PROGRAMA DE ALONGAMENTO

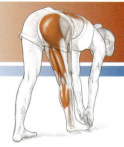

Os programas descritos neste capítulo podem ser prescritos para qualquer pessoa interessada em melhorar a flexibilidade, a força e a resistência musculares. Para que ocorram alterações em qualquer dessas áreas, é preciso se envolver em um programa habitual de alongamento, de preferência como uma rotina diária, ou o mais próximo possível disso. As mudanças não serão notadas de um dia para o outro, mas apenas depois de um esforço dedicado de várias semanas. Esses programas podem ser postos em prática com ou sem qualquer outro tipo de rotina de exercícios. Os estudos mais recentes sugerem que a prática de alongamentos puxados, mesmo quando desacompanhada de qualquer outra atividade de exercício, pode promover mudanças na flexibilidade, força e resistência muscular.

Como em qualquer outro programa de exercícios, a progressão é componente essencial de um programa de alongamento bem-sucedido. A progressão do alongamento deve ser gradativa, evoluindo desde uma carga mais leve e com menos tempo gasto em cada alongamento, até uma carga mais puxada e com mais tempo de prática. Nesse cenário, comece com o programa inicial no nível de principiante e prossiga até o nível avançado. Esse programa poderá ser personalizado de acordo com seu nível atual de experiência e flexibilidade.

Geralmente, o trabalho realizado em cada nível na velocidade recomendada resultará em exercícios significativos e consistentes. Em seguida a tais práticas, será possível constatar melhor flexibilidade nos músculos que foram trabalhados, bem como a satisfação de ter feito uma coisa benéfica.

Quando se deseja que um programa de exercícios resulte em mudanças e melhorias, a intensidade será sempre um fator essencial. Em uma rotina de alongamento, a intensidade é controlada pela quantidade de dor associada ao alongamento – em outras palavras, o grau de esforço que a pessoa está fazendo para o alongamento de seus músculos. Com o uso de uma escala de dor de 0-10, a dor inicial é leve (de 1 a 3 na escala) e geralmente se dissipará à medida que for aumentando o tempo de prática em cada rotina de alongamento. O alongamento leve ocorre quando determinado grupo muscular é alongado apenas até o ponto em que a pessoa sente o alongamento, em associação com uma dor leve. O alongamento moderado (de 4 a 6 na escala) ocorre quando a pessoa começa a sentir que a dor aumentou (dor média) no músculo que está sendo alongado. Já no alongamento intenso (de 7 a 10 na escala), no início o praticante sentirá dor moderada a intensa ao começar o alongamento, mas a dor se dissipará lentamente à medida que o alongamento for tendo continuidade.

Pesquisas demonstraram que alongamentos mais puxados (em vez de alongamentos mais leves) proporcionam aumentos na flexibilidade e na força. Assim, o praticante do alongamento é a chave para o seu próprio sucesso, e sua capacidade de monitorar a intensidade do alongamento e de tolerar o nível de dor determinará quão rápido e significativo será seu progresso. O controle da intensidade é o fator fundamental em qualquer programa de exercícios – e isso também se aplica aos programas de alongamento.

Em virtude da complexidade das inserções musculares, muitos exercícios de alongamento afetam simultaneamente diversos grupos musculares no corpo e alongam grupos musculares em torno de numerosas articulações. Assim, uma pequena mudança na posição do corpo poderá alterar a natureza do alongamento em qualquer músculo específico considerado. Para que possamos obter máximo benefício com o alongamento em qualquer músculo, será de grande utilidade o conhecimento dos movimentos articulares que cada músculo pode promover. Se a articulação for mobilizada ao longo da amplitude total de cada movimento, será possível realizar um alongamento máximo.

Os alongamentos descritos neste livro podem ser personalizados, o que possibilitará diversas combinações de alongamentos. Além disso, o livro ilustra apenas uma parte dos alongamentos disponíveis. Faça experiências com esses alongamentos; para tanto, siga as orientações nos comentários. Também são fornecidas informações que lhe permitirão explorar diversas posições para o alongamento dos músculos, graças a ligeiras alterações dos ângulos e direções das várias posições do corpo. Assim, você poderá adaptar os alongamentos de modo a atenderem às suas necessidades e desejos individuais. Como exemplo, se você estiver sentindo dor em apenas um dos músculos, ou somente em uma parte do músculo, poderá adaptar cada exercício para que esse músculo em particular seja o alvo do alongamento. Se o alongamento descrito, ou a posição do corpo em particular, não permitir que o alongamento para determinado músculo seja realizado até o nível desejado, experimente alterar ligeiramente a posição. Continue fazendo mudanças na posição até que seja alcançado o nível desejado de alongamento, com base na classificação da escala de dor.

Nos programas descritos neste capítulo, são fornecidas instruções específicas com relação ao tempo de manutenção do alongamento e também sobre o tempo de repouso entre alongamentos, além do número de repetições que devem ser feitas. Siga essas instruções e você conseguirá alcançar os benefícios descritos. Exemplificando, se as instruções indicarem que você deve manter uma posição alongada por 10 segundos, cronometre ou "conte" o alongamento, para garantir que ele seja mantido durante o tempo recomendado. Além disso, você deve incorporar apenas 2-4 dias de alongamento mais puxado em cada semana e deve reservar um dia de alongamento mais leve entre dias de alongamento mais puxado.

Já ficou provado que alongamentos praticados após um treinamento com pesos resultam em benefícios extras, especialmente quando realizados logo após o treinamento com pesos, ou nos dias sem o trabalho com pesos. As rotinas de alongamento não só melhoram a flexibilidade, como também aumentam a força e a resistência, além de aprimorar o equilíbrio. À medida que envelhecemos, todos começamos a perder equilíbrio em certo grau. O acréscimo de exercícios de alongamento às suas atividades diárias fará com que seu equilíbrio melhore.

No início do seu programa de alongamento, comece cada prática com um alongamento leve e considere-o como seu aquecimento. Em seguida ao alongamento inicial de aquecimento, prossiga com seu programa habitual. É importante que você aumente gradativamente sua tole-

PERSONALIZAÇÃO DO PROGRAMA DE ALONGAMENTO   **181**

rância ao alongamento para, em seguida, avançar no programa à medida que sua flexibilidade for melhorando. A tolerância é conquistada pela prática regular dos alongamentos, como ocorre com qualquer tipo de programa de exercícios. O alongamento é considerado um exercício, tanto quanto qualquer outra rotina de exercícios.

Se você sentir que seus músculos estão cansados, faça apenas alongamentos leves nesses grupos musculares. Não exagere em seu esforço. O corpo lhe dirá se você precisa diminuir a intensidade. Tenha em mente que o corpo precisa se recuperar de qualquer rotina de exercícios – inclusive de qualquer rotina de alongamento. Durante o período de recuperação, o corpo ganha força para uso em um nível mais alto. Em muitos casos, o uso cronicamente excessivo dos músculos leva à fadiga muscular e ao seu enfraquecimento – e até mesmo a uma falha parcial da contração muscular.

Finalmente, no caso de qualquer alongamento que deva ser praticado na posição sentada ou deitada, use sempre uma superfície macia (como um tapete ou um colchonete esportivo) para essa prática. Esse acolchoamento tornará os exercícios mais confortáveis e agradáveis. No entanto, o amortecimento deve ser firme, pois acolchoamentos muito macios diminuem a eficácia do alongamento.

Todos os alongamentos descritos nos Capítulos 1-7 serão realizados de maneira mais eficaz pelo método estático, com a manutenção do alongamento durante um período de tempo especificado. No entanto, esses alongamentos também podem ser praticados de forma dinâmica, como uma rotina pré-exercício.

Programas de alongamentos estáticos e dinâmicos

Os programas a seguir são recomendações específicas para alongamentos com base na flexibilidade inicial. Além de seguir os programas listados, você deve também adotar as recomendações gerais a seguir:

1. Inclua todos os principais grupos musculares do corpo em seu programa de alongamento.
2. Faça pelo menos um alongamento para cada movimento articular.
3. Antes de qualquer atividade física, use apenas alongamentos leves como parte do aquecimento.
4. Em seguida a uma rotina de exercícios, realize o desaquecimento dos músculos com alongamentos de leve a média intensidade.
5. Se depois do exercício você sentir músculos doloridos, faça apenas alongamentos leves por 2-3 vezes, com manutenção por 5-10 segundos e com repouso durante 5-10 segundos entre alongamentos.
6. Se as dores musculares persistirem por vários dias, continue fazendo alongamentos leves por 2-3 vezes com manutenção por 5-10 segundos para cada alongamento.
7. Na maioria das vezes, os alongamentos devem ser de natureza estática.

Alongamentos estáticos

Você conseguirá os maiores ganhos se os alongamentos estáticos forem realizados várias vezes por semana ao final de qualquer outra atividade de exercício, como a prática do *jogging* ou o levantamento de peso. Dependendo do seu nível inicial de flexibilidade, siga as orientações e alongamentos detalhados nesta seção e nas Tabelas 9.1-9.4.

Nível iniciante

1. Mantenha a posição de alongamento por 5-10 segundos.
2. Repouse por 5-10 segundos entre alongamentos.
3. Repita cada alongamento por 2-3 vezes.
4. Use um nível de intensidade de 1-3, com dor leve.
5. Faça os alongamentos por um total de 15-20 minutos por sessão.
6. Repita o alongamento 2-3 vezes por semana.
7. Continue com esse programa por pelo menos 4 semanas, antes de passar para o nível seguinte.

Tabela 9.1 Rotina de alongamentos estáticos para nível iniciante

Área	Alongamento	Página
Pescoço	Alongamento dos extensores do pescoço	4
	Alongamento dos flexores do pescoço	8
Ombros, costas e tórax	Alongamento dos flexores do ombro, nível iniciante	18
	Alongamento dos flexores, abaixadores e retratores do ombro, posição sentada	26
	Alongamento dos extensores, adutores e retratores do ombro, nível iniciante	28
Braços, punhos e mãos	Alongamento dos flexores do cotovelo	44
	Alongamento do tríceps braquial	43
	Alongamento dos pronadores do antebraço, com haltere	50
	Alongamento dos extensores do punho, nível iniciante	54
	Alongamento dos flexores do punho, nível iniciante	58
Parte inferior do tronco	Alongamento dos flexores da parte inferior do tronco, em decúbito dorsal	76
	Alongamento dos extensores da parte inferior do tronco, posição sentada	82
	Alongamento dos flexores laterais da parte inferior do tronco, nível iniciante	86
Quadris	Alongamento dos rotadores laterais do quadril, posição sentada, nível iniciante	96
	Alongamento dos extensores do quadril e do tronco	95
	Alongamento dos adutores e extensores do quadril, posição sentada	110
Joelhos e coxas	Alongamento dos flexores do joelho, posição sentada, nível iniciante	116
	Alongamento dos extensores do joelho, posição sentada, nível iniciante	126
Pés e panturrilhas	Alongamento dos extensores dos dedos do pé, posição sentada, nível iniciante	140
	Alongamento dos flexores dos dedos do pé, posição sentada, nível iniciante	144
	Alongamento dos flexores plantares, nível iniciante	148

PERSONALIZAÇÃO DO PROGRAMA DE ALONGAMENTO

Nível intermediário

1. Mantenha a posição de alongamento por 15-20 segundos.
2. Repouse por 15-20 segundos entre alongamentos.
3. Repita cada alongamento 3-4 vezes.
4. Use um nível de intensidade de 4-6, com dor moderada, 2-3 vezes por semana.
5. Use um nível de intensidade de 1-3 na escala, 2-3 vezes por semana.
6. Faça os alongamentos por um total de 30-40 minutos por sessão.
7. Repita o alongamento 4-5 vezes por semana.
8. Continue com esse programa por pelo menos 4 semanas, antes de passar para o nível seguinte.

Tabela 9.2   Rotina de alongamentos estáticos para nível intermediário

Área	Alongamento	Página
Pescoço	Alongamento dos extensores do pescoço	4
	Alongamento dos flexores do pescoço	8
Ombros, costas e tórax	Alongamento dos flexores do ombro, nível intermediário	20
	Alongamento dos flexores, abaixadores e retratores do ombro, posição sentada	26
	Alongamento dos extensores, adutores e retratores do ombro, nível intermediário	30
	Alongamento dos adutores, protratores e elevadores do ombro	32
Braços, punhos e mãos	Alongamento dos flexores do cotovelo	44
	Alongamento do tríceps braquial	43
	Alongamento dos pronadores do antebraço, com haltere	50
	Alongamento dos extensores do punho, nível intermediário	56
	Alongamento dos flexores do punho, nível intermediário	60
Parte inferior do tronco	Alongamento dos flexores da parte inferior do tronco, em decúbito dorsal	76
	Alongamento dos flexores laterais da parte inferior do tronco, nível intermediário	88
Quadris	Alongamento dos extensores e rotadores laterais do quadril, posição sentada, nível intermediário	98
	Alongamento dos extensores do quadril e do tronco	95
	Alongamento dos adutores e extensores do quadril, posição sentada	110
Joelhos e coxas	Alongamento dos flexores do joelho, em pé, nível intermediário	118
	Alongamento dos extensores do joelho, em decúbito lateral, nível intermediário	128
Pés e panturrilhas	Alongamento dos extensores dos dedos do pé, posição sentada, nível iniciante	140
	Alongamento dos flexores dos dedos do pé, posição sentada, nível iniciante	144
	Alongamento dos flexores plantares, nível iniciante	148

184 ANATOMIA DO ALONGAMENTO

Nível avançado

1. Mantenha a posição de alongamento por 25-30 segundos.
2. Repouse por 25-30 segundos entre alongamentos.
3. Repita cada alongamento 5 vezes.
4. Use um nível de intensidade de 7-10 na escala, com dor intensa, 2-3 vezes por semana.
5. Use um nível de intensidade de 1-6 na escala, 2-3 vezes por semana.
6. Faça os alongamentos por um total de 50-60 minutos por sessão.
7. Repita o alongamento 4-5 vezes por semana.
8. Continue com esse programa durante o tempo que desejar.

Tabela 9.3 Rotina de alongamentos estáticos para nível avançado

Área	Alongamento	Página
Pescoço	Alongamento dos extensores do pescoço	4
	Alongamento dos flexores do pescoço	8
Ombros, costas e tórax	Alongamento dos flexores do ombro, nível avançado	22
	Alongamento dos flexores, abaixadores e retratores do ombro, posição sentada	26
	Alongamento dos extensores, adutores e retratores do ombro, nível intermediário	30
	Alongamento dos adutores, protratores e elevadores do ombro	32
Braços, punhos e mãos	Alongamento dos flexores do cotovelo e do punho	46
	Alongamento do tríceps braquial	43
	Alongamento dos extensores do punho, nível intermediário	56
Parte inferior do tronco	Alongamento dos flexores da parte inferior do tronco, em decúbito ventral	78
	Alongamento dos flexores laterais da parte inferior do tronco, em pé, nível avançado	90
Quadris	Alongamento dos rotadores laterais do quadril, em pé, nível avançado	100
	Alongamento dos extensores do quadril e do tronco	95
	Alongamento dos adutores do quadril, posição sentada, nível avançado	108
Joelhos e coxas	Alongamento dos flexores do joelho, posição sentada, nível avançado	120
	Alongamento dos extensores do joelho, posição ajoelhada, nível avançado	130
Pés e panturrilhas	Alongamento dos extensores dos dedos do pé, em pé, nível avançado	142
	Alongamento dos flexores dos dedos do pé, em pé, nível avançado	146
	Alongamento dos flexores plantares, nível avançado	150
	Alongamento dos flexores plantares e dos eversores do pé	152

Nível especialista

1. Mantenha a posição de alongamento por 30-40 segundos.
2. Repouse por 30-40 segundos entre alongamentos.
3. Repita cada alongamento 5 vezes.
4. Use um nível de intensidade de 7-10 na escala, com dor intensa, 2-3 vezes por semana.
5. Faça os alongamentos por um total de 50-60 minutos por sessão.
6. Repita o alongamento 4-5 vezes por semana.
7. Continue com esse programa durante o tempo que desejar.

Tabela 9.4 Rotina de alongamentos estáticos para nível especialista

Área	Alongamento	Página
Pescoço	Alongamento dos extensores do pescoço	4
	Alongamento dos flexores do pescoço	8
Ombros, costas e tórax	Alongamento assistido dos flexores do ombro e do cotovelo	24
	Alongamento assistido dos abdutores do ombro	36
Braços, punhos e mãos	Alongamento dos flexores do cotovelo e do punho	46
	Alongamento do tríceps braquial	43
	Alongamento dos pronadores do antebraço, com haltere	50
	Alongamento dos extensores do punho, nível intermediário	56
Parte inferior do tronco	Alongamento dos flexores da parte inferior do tronco, em decúbito ventral	78
	Alongamento dos flexores laterais da parte inferior do tronco, em pé, nível avançado	90
Quadris	Alongamento dos rotadores laterais do quadril, em pé, nível avançado	100
	Alongamento dos adutores do quadril, posição sentada, nível avançado	108
Joelhos e coxas	Alongamento dos flexores do joelho, perna levantada, nível especialista	122
	Alongamento dos extensores do joelho, em pé com apoio, nível avançado	132
Pés e panturrilhas	Alongamento dos extensores dos dedos do pé, em pé, nível avançado	142
	Alongamento dos flexores plantares, nível avançado	150
	Alongamento dos flexores plantares e dos eversores do pé	152

Alongamentos dinâmicos (pré-evento)

De forma ideal, os alongamentos dinâmicos são praticados como parte de um programa de aquecimento imediatamente antes do engajamento em uma atividade. Dependendo do nível inicial de flexibilidade, é recomendável que sejam seguidas as orientações sugeridas, aqui detalhadas, com o uso de todos os alongamentos apresentados no Capítulo 8.

Nível iniciante

1. Faça o alongamento dinâmico com movimentos para cima e para baixo (movimento de "reverência") por 5-10 segundos para cada alongamento.
2. Descanse por 5-10 segundos entre alongamentos.
3. Repita cada alongamento 2 vezes.
4. Use um nível de intensidade de 1 a 3 na escala, com dor leve.
5. Faça os alongamentos dinâmicos por um total de 5-10 minutos por sessão.
6. Realize esses alongamentos dinâmicos como procedimento de aquecimento antes de participar de um evento esportivo.
7. Continue com esse programa por pelo menos 4 semanas, antes de passar para o nível seguinte.

Nível intermediário

1. Faça o alongamento dinâmico com movimentos para cima e para baixo (movimento de "reverência") por 10-15 segundos para cada alongamento.
2. Descanse por 10-15 segundos entre alongamentos.
3. Repita cada alongamento 3 vezes.
4. Use um nível de intensidade de 1 a 3 na escala, com dor leve.
5. Faça os alongamentos dinâmicos por um total de 10-15 minutos por sessão.
6. Realize esses alongamentos dinâmicos como procedimento de aquecimento antes de participar de um evento esportivo.
7. Continue com esse programa por pelo menos 4 semanas, antes de passar para o nível seguinte.

Nível avançado

1. Faça o alongamento dinâmico com movimentos para cima e para baixo (movimento de "reverência") por 15-20 segundos para cada alongamento.
2. Descanse por 15-20 segundos entre alongamentos.
3. Repita cada alongamento 3 vezes.
4. Use um nível de intensidade de 4-7 na escala, com dor média.
5. Faça os alongamentos dinâmicos por um total de 15-20 minutos por sessão.
6. Realize esses alongamentos dinâmicos como procedimento de aquecimento antes de participar de um evento esportivo.
7. Continue com esse programa durante o tempo que desejar.

Programa de alongamentos para reduzir o nível de glicose no sangue

Em 2011, o *Journal of Physiotherapy* publicou um estudo de Nelson, Kokkonen e Arnall no qual os autores mostraram que um programa de alongamentos estáticos passivos poderia reduzir a glicemia em uma média de 18% após 20 minutos, e de 26% após 40 minutos. Esses pesquisadores concluíram que o alongamento estático é uma atividade adicional viável que pode ajudar intensamente na regulação da glicose sanguínea. Além disso, considerando que o alongamento requer pouco esforço, esse parece ser um tratamento vantajoso para aqueles com capacidade física reduzida. O tratamento também pode ser praticado sem qualquer equipamento, instalações ou despesas extras, e deve se encaixar facilmente no repertório de modalidades terapêuticas de qualquer pessoa com diabetes. Além disso, uma vez que todos os alongamentos do estudo foram realizados passivamente com a ajuda de um assistente, pode-se supor que, se a pessoa fizer os alongamentos ativamente, sozinha, o efeito de redução na glicemia será ainda maior.

A redução da glicose no sangue com a prática do alongamento se fundamenta em dois importantes princípios fisiológicos. Primeiro, para que ocorra aumento da transferência da glicose do sangue para os músculos, estes deverão ser mantidos na posição alongada durante pelo menos 30 segundos. Em segundo lugar, a manutenção de um alongamento por mais de 30 segundos aumenta o fluxo sanguíneo muscular, o que, por sua vez, é importante para a redução da glicose no sangue. Assim, o programa de alongamento detalhado nesta seção e na Tabela 9.5 foi projetado para, primeiramente, aumentar o transporte da glicose do sangue para os músculos e, em seguida, para melhorar periodicamente o fluxo sanguíneo através de todos os grandes grupos musculares.

Orientações básicas

1. Mantenha a posição de alongamento por 30-40 segundos para cada alongamento.
2. Descanse por 15 segundos entre alongamentos.
3. Repita cada alongamento 4 vezes.
4. Use um nível de intensidade de 1 a 3 na escala, com dor leve.
5. Faça todos os alongamentos em um dos membros, antes de fazer os mesmos alongamentos no outro membro.
6. Realize os alongamentos na ordem listada na Tabela 9.5.

Tabela 9.5 Alongamentos que reduzem o nível de glicose no sangue, em ordem

Área	Alongamento	Página
Joelhos e coxas	Alongamento dos flexores do joelho, posição sentada, nível iniciante	116
Quadris	Alongamento dos adutores e extensores do quadril, posição sentada	110
Ombros, costas e tórax	Alongamento dos flexores do ombro, nível avançado	22
Joelhos e coxas	Alongamento dos extensores do joelho, em decúbito lateral, nível intermediário	128
Quadris	Alongamento dos extensores e rotadores laterais do quadril, posição sentada, nível intermediário	98
Ombros, costas e tórax	Alongamento dos extensores, adutores e retratores do ombro, nível intermediário	30
Joelhos e coxas	Alongamento dos flexores do joelho, posição sentada, nível avançado	120
Pés e panturrilhas	Alongamento dos flexores plantares, nível iniciante	148
Ombros, costas e tórax	Alongamento dos adutores e extensores do ombro	34

Alongamentos específicos para cada esporte

Esta seção discute alongamentos estáticos recomendados para pessoas interessadas em desenvolver ou manter a flexibilidade para 23 esportes específicos. Flexibilidade em um nível intermediário é requisito mínimo para que esses alongamentos possam ser executados. Além dos alongamentos listados, siga também as recomendações gerais descritas na seção Programas de alongamentos estáticos e dinâmicos, bem como as indicadas para seu nível específico de flexibilidade.

Tendo em vista que os alongamentos dinâmicos são a melhor opção para o alongamento pré-evento, as Tabelas 9.6-9.28 incluem os alongamentos dinâmicos detalhados no Capítulo 8 que são mais eficazes para cada esporte.

PERSONALIZAÇÃO DO PROGRAMA DE ALONGAMENTO

Tabela 9.6 Alongamentos para beisebol, jogador de posição

ALONGAMENTOS PRÉ-EVENTO		
Área	**Alongamento**	**Página**
Ombros, costas e tórax	Alongamento dinâmico com flexão e extensão dos ombros	174
	Alongamento dinâmico para abdução e adução do cíngulo do membro superior	176
Parte inferior do tronco	Alongamento dinâmico com flexão lateral do tronco	170
	Alongamento dinâmico dos rotadores do tronco	172
Quadris	Alongamento dinâmico dos rotadores mediais e laterais do quadril	160
	Alongamento dinâmico dos adutores e abdutores do quadril	162
	Alongamento dinâmico dos flexores e extensores do quadril	164
Joelhos e coxas	Alongamento dinâmico dos flexores do joelho, em pé	166
Pés e panturrilhas	Alongamento dinâmico dos flexores plantares	168
ALONGAMENTOS DE TREINAMENTO		
Área	**Alongamento**	**Página**
Ombros, costas e tórax	Alongamento dos flexores do ombro, nível intermediário	20
	Alongamento dos extensores, adutores e retratores do ombro, nível intermediário	30
	Alongamento dos adutores, protratores e elevadores do ombro	32
	Alongamento dos adutores e extensores do ombro	34
Braços, punhos e mãos	Alongamento do tríceps braquial	43
	Alongamento dos extensores do punho, nível intermediário	56
	Alongamento dos flexores do punho, nível intermediário	60
Parte inferior do tronco	Alongamento dos flexores da parte inferior do tronco, em pé	80
	Alongamento dos flexores laterais da parte inferior do tronco, nível intermediário	88
Quadris	Alongamento dos rotadores laterais do quadril e extensores do tronco	104
	Alongamento dos extensores do quadril e do tronco	95
	Alongamento dos adutores do quadril, posição sentada, nível avançado	1C8
Joelhos e coxas	Alongamento dos flexores do joelho, posição sentada, nível avançado	120
	Alongamento dos extensores do joelho, posição ajoelhada, nível avançado	130
Pés e panturrilhas	Alongamento dos flexores plantares e dos eversores do pé	152

190 ANATOMIA DO ALONGAMENTO

Tabela 9.7 Alongamentos para beisebol, arremessador

ALONGAMENTOS PRÉ-EVENTO		
Área	**Alongamento**	**Página**
Ombros, costas e tórax	Alongamento dinâmico com flexão e extensão dos ombros	174
	Alongamento dinâmico para abdução e adução do cíngulo do membro superior	176
Parte inferior do tronco	Alongamento dinâmico com flexão lateral do tronco	170
	Alongamento dinâmico dos rotadores do tronco	172
Quadris	Alongamento dinâmico dos rotadores mediais e laterais do quadril	160
	Alongamento dinâmico dos adutores e abdutores do quadril	162
	Alongamento dinâmico dos flexores e extensores do quadril	164
Joelhos e coxas	Alongamento dinâmico dos flexores do joelho, em pé	166
Pés e panturrilhas	Alongamento dinâmico dos flexores plantares	168
ALONGAMENTOS DE TREINAMENTO		
Área	**Alongamento**	**Página**
Ombros, costas e tórax	Alongamento dos flexores do ombro, nível intermediário	20
	Alongamento dos adutores, protratores e elevadores do ombro	32
	Alongamento dos adutores e extensores do ombro	34
Braços, punhos e mãos	Alongamento dos flexores do cotovelo e do punho	46
	Alongamento do tríceps braquial	43
	Alongamento dos extensores do punho, nível intermediário	56
	Alongamento dos flexores do punho, nível intermediário	60
Parte inferior do tronco	Alongamento dos flexores da parte inferior do tronco, em pé	80
	Alongamento dos flexores laterais da parte inferior do tronco, nível intermediário	88
Quadris	Alongamento dos rotadores laterais do quadril e extensores do tronco	104
	Alongamento dos extensores do quadril e do tronco	95
	Alongamento dos adutores do quadril, posição sentada, nível avançado	108
Joelhos e coxas	Alongamento dos flexores do joelho, posição sentada, nível avançado	120
	Alongamento dos extensores do joelho, posição ajoelhada, nível avançado	130
Pés e panturrilhas	Alongamento dos flexores plantares, nível avançado	150

Tabela 9.8 Alongamentos para basquete

ALONGAMENTOS PRÉ-EVENTO		
Área	Alongamento	Página
Ombros, costas e tórax	Alongamento dinâmico com flexão e extensão dos ombros	174
	Alongamento dinâmico para abdução e adução do cíngulo do membro superior	176
Parte inferior do tronco	Alongamento dinâmico com flexão lateral do tronco	170
	Alongamento dinâmico dos rotadores do tronco	172
Quadris	Alongamento dinâmico dos rotadores mediais e laterais do quadril	160
	Alongamento dinâmico dos adutores e abdutores do quadril	162
	Alongamento dinâmico dos flexores e extensores do quadril	164
Joelhos e coxas	Alongamento dinâmico dos flexores do joelho, em pé	166
Pés e panturrilhas	Alongamento dinâmico dos flexores plantares	168
ALONGAMENTOS DE TREINAMENTO		
Área	Alongamento	Página
Ombros, costas e tórax	Alongamento dos flexores do ombro, nível avançado	22
	Alongamento dos adutores, protratores e elevadores do ombro	32
	Alongamento dos adutores e extensores do ombro	34
Braços, punhos e mãos	Alongamento dos flexores do cotovelo e do punho	46
	Alongamento do tríceps braquial	43
Parte inferior do tronco	Alongamento dos flexores da parte inferior do tronco, em pé	80
	Alongamento dos extensores da parte inferior do tronco, posição sentada	82
	Alongamento dos flexores laterais da parte inferior do tronco, nível intermediário	88
Quadris	Alongamento dos rotadores laterais do quadril e extensores do tronco	104
	Alongamento dos extensores do quadril e do tronco	95
	Alongamento dos adutores do quadril, posição sentada, nível avançado	108
Joelhos e coxas	Alongamento dos flexores do joelho, posição sentada, nível avançado	120
	Alongamento dos extensores do joelho, posição ajoelhada, nível avançado	130
Pés e panturrilhas	Alongamento dos flexores dos dedos do pé, em pé, nível avançado	146
	Alongamento dos flexores plantares e dos eversores do pé	152

Tabela 9.9 Alongamentos para boliche

ALONGAMENTOS PRÉ-EVENTO		
Área	**Alongamento**	**Página**
Ombros, costas e tórax	Alongamento dinâmico com flexão e extensão dos ombros	174
	Alongamento dinâmico para abdução e adução do cíngulo do membro superior	176
Parte inferior do tronco	Alongamento dinâmico com flexão lateral do tronco	170
	Alongamento dinâmico dos rotadores do tronco	172
Quadris	Alongamento dinâmico dos rotadores mediais e laterais do quadril	160
	Alongamento dinâmico dos adutores e abdutores do quadril	162
	Alongamento dinâmico dos flexores e extensores do quadril	164
Joelhos e coxas	Alongamento dinâmico dos flexores do joelho, em pé	166
Pés e panturrilhas	Alongamento dinâmico dos flexores plantares	168
ALONGAMENTOS DE TREINAMENTO		
Área	**Alongamento**	**Página**
Ombros, costas e tórax	Alongamento dos flexores do ombro, nível avançado	22
	Alongamento dos extensores, adutores e retratores do ombro, nível intermediário	30
	Alongamento dos adutores e extensores do ombro	34
Braços, punhos e mãos	Alongamento dos extensores do punho, nível intermediário	56
	Alongamento dos flexores do punho, nível intermediário	60
	Alongamento dos desviadores radiais do punho, com haltere	62
	Alongamento dos desviadores ulnares do punho, com haltere	64
Parte inferior do tronco	Alongamento dos flexores da parte inferior do tronco, em pé	80
	Alongamento dos flexores laterais da parte inferior do tronco, nível intermediário	88
Quadris	Alongamento dos rotadores laterais do quadril, em pé, nível avançado	100
	Alongamento dos extensores do quadril e do tronco	95
	Alongamento dos adutores do quadril, posição sentada, nível avançado	108
Joelhos e coxas	Alongamento dos flexores do joelho, posição sentada, nível avançado	120
	Alongamento dos extensores do joelho, posição ajoelhada, nível avançado	130
Pés e panturrilhas	Alongamento dos flexores plantares, nível avançado	150

PERSONALIZAÇÃO DO PROGRAMA DE ALONGAMENTO

Tabela 9.10 Alongamentos para ciclismo

	ALONGAMENTOS PRÉ-EVENTO	
Área	**Alongamento**	**Página**
Ombros, costas e tórax	Alongamento dinâmico com flexão e extensão dos ombros	174
	Alongamento dinâmico para abdução e adução do cíngulo do membro superior	176
Parte inferior do tronco	Alongamento dinâmico com flexão lateral do tronco	170
	Alongamento dinâmico dos rotadores do tronco	172
Quadris	Alongamento dinâmico dos rotadores mediais e laterais do quadril	160
	Alongamento dinâmico dos adutores e abdutores do quadril	162
	Alongamento dinâmico dos flexores e extensores do quadril	164
Joelhos e coxas	Alongamento dinâmico dos flexores do joelho, em pé	166
Pés e panturrilhas	Alongamento dinâmico dos flexores plantares	168
	ALONGAMENTOS DE TREINAMENTO	
Área	**Alongamento**	**Página**
Pescoço	Alongamento dos extensores do pescoço	4
	Alongamento dos flexores do pescoço	8
Ombros, costas e tórax	Alongamento dos extensores, adutores e retratores do ombro, nível intermediário	30
	Alongamento dos adutores, protratores e elevadores do ombro	32
Parte inferior do tronco	Alongamento dos flexores da parte inferior do tronco, em pé	80
	Alongamento dos extensores da parte inferior do tronco, posição sentada	82
	Alongamento dos flexores laterais da parte inferior do tronco, nível intermediário	88
Quadris	Alongamento dos rotadores laterais do quadril, em pé, nível avançado	100
	Alongamento dos rotadores laterais do quadril e extensores do tronco	104
	Alongamento dos extensores do quadril e do tronco	95
	Alongamento dos adutores do quadril, posição sentada, nível avançado	108
Joelhos e coxas	Alongamento dos flexores do joelho, posição sentada, nível avançado	120
	Alongamento dos extensores do joelho, posição ajoelhada, nível avançado	130
Pés e panturrilhas	Alongamento dos extensores dos dedos do pé, em pé, nível avançado	142
	Alongamento dos flexores plantares, nível avançado	150

Tabela 9.11 Alongamentos para dança

ALONGAMENTOS PRÉ-EVENTO		
Área	**Alongamento**	**Página**
Ombros, costas e tórax	Alongamento dinâmico com flexão e extensão dos ombros	174
	Alongamento dinâmico para abdução e adução do cíngulo do membro superior	176
Parte inferior do tronco	Alongamento dinâmico com flexão lateral do tronco	170
	Alongamento dinâmico dos rotadores do tronco	172
Quadris	Alongamento dinâmico dos rotadores mediais e laterais do quadril	160
	Alongamento dinâmico dos adutores e abdutores do quadril	162
	Alongamento dinâmico dos flexores e extensores do quadril	164
Joelhos e coxas	Alongamento dinâmico dos flexores do joelho, em pé	166
Pés e panturrilhas	Alongamento dinâmico dos flexores plantares	168
ALONGAMENTOS DE TREINAMENTO		
Área	**Alongamento**	**Página**
Pescoço	Alongamento dos extensores do pescoço	4
	Alongamento dos flexores do pescoço	8
Ombros, costas e tórax	Alongamento dos flexores do ombro, nível avançado	22
	Alongamento dos adutores e extensores do ombro	34
Braços, punhos e mãos	Alongamento do tríceps braquial	43
Parte inferior do tronco	Alongamento dos flexores da parte inferior do tronco, em pé	80
	Alongamento dos flexores laterais da parte inferior do tronco, nível intermediário	88
Quadris	Alongamento dos rotadores laterais do quadril, em pé, nível avançado	100
	Alongamento dos extensores do quadril e do tronco	95
	Alongamento dos adutores do quadril, posição sentada, nível avançado	108
Joelhos e coxas	Alongamento dos flexores do joelho, posição sentada, nível avançado	120
	Alongamento dos extensores do joelho, posição ajoelhada, nível avançado	130
Pés e panturrilhas	Alongamento dos extensores dos dedos do pé, em pé, nível avançado	142
	Alongamento dos flexores dos dedos do pé, em pé, nível avançado	146
	Alongamento dos flexores plantares, nível avançado	150

PERSONALIZAÇÃO DO PROGRAMA DE ALONGAMENTO

Tabela 9.12 Alongamentos para mergulho

ALONGAMENTOS PRÉ-EVENTO		
Área	**Alongamento**	**Página**
Ombros, costas e tórax	Alongamento dinâmico com flexão e extensão dos ombros	174
	Alongamento dinâmico para abdução e adução do cíngulo do membro superior	176
Parte inferior do tronco	Alongamento dinâmico com flexão lateral do tronco	170
	Alongamento dinâmico dos rotadores do tronco	172
Quadris	Alongamento dinâmico dos rotadores mediais e laterais do quadril	160
	Alongamento dinâmico dos adutores e abdutores do quadril	162
	Alongamento dinâmico dos flexores e extensores do quadril	164
Joelhos e coxas	Alongamento dinâmico dos flexores do joelho, em pé	166
Pés e panturrilhas	Alongamento dinâmico dos flexores plantares	168
ALONGAMENTOS DE TREINAMENTO		
Área	**Alongamento**	**Página**
Ombros, costas e tórax	Alongamento dos flexores do ombro, nível avançado	22
	Alongamento dos adutores e extensores do ombro	34
	Alongamento assistido dos abdutores do ombro	36
Braços, punhos e mãos	Alongamento do tríceps braquial	43
Parte inferior do tronco	Alongamento dos flexores da parte inferior do tronco, em pé	80
	Alongamento dos extensores da parte inferior do tronco, posição sentada	82
	Alongamento dos flexores laterais da parte inferior do tronco, nível intermediário	88
Quadris	Alongamento dos rotadores laterais do quadril, em pé, nível avançado	100
	Alongamento dos extensores do quadril e do tronco	95
	Alongamento dos adutores do quadril, posição sentada, nível avançado	108
Joelhos e coxas	Alongamento dos flexores do joelho, posição sentada, nível avançado	120
	Alongamento dos extensores do joelho, posição ajoelhada, nível avançado	130
Pés e panturrilhas	Alongamento dos extensores dos dedos do pé, em pé, nível avançado	142
	Alongamento dos flexores dos dedos do pé, em pé, nível avançado	146
	Alongamento dos flexores plantares, nível avançado	150

196 ANATOMIA DO ALONGAMENTO

Tabela 9.13 Alongamentos para futebol americano

ALONGAMENTOS PRÉ-EVENTO		
Área	**Alongamento**	**Página**
Ombros, costas e tórax	Alongamento dinâmico com flexão e extensão dos ombros	174
	Alongamento dinâmico para abdução e adução do cíngulo do membro superior	176
Parte inferior do tronco	Alongamento dinâmico com flexão lateral do tronco	170
	Alongamento dinâmico dos rotadores do tronco	172
Quadris	Alongamento dinâmico dos rotadores mediais e laterais do quadril	160
	Alongamento dinâmico dos adutores e abdutores do quadril	162
	Alongamento dinâmico dos flexores e extensores do quadril	164
Joelhos e coxas	Alongamento dinâmico dos flexores do joelho, em pé	166
Pés e panturrilhas	Alongamento dinâmico dos flexores plantares	168
ALONGAMENTOS DE TREINAMENTO		
Área	**Alongamento**	**Página**
Pescoço	Alongamento dos extensores do pescoço	4
	Alongamento dos flexores do pescoço	8
Ombros, costas e tórax	Alongamento dos flexores do ombro, nível avançado	22
	Alongamento dos adutores e extensores do ombro	34
Braços, punhos e mãos	Alongamento dos extensores do punho, nível intermediário	56
	Alongamento dos flexores do punho, nível intermediário	60
Parte inferior do tronco	Alongamento dos flexores da parte inferior do tronco, em pé	80
	Alongamento dos flexores laterais da parte inferior do tronco, nível intermediário	88
Quadris	Alongamento dos rotadores laterais do quadril, em pé, nível avançado	100
	Alongamento dos extensores do quadril e do tronco	95
	Alongamento dos adutores do quadril, posição sentada, nível avançado	108
Joelhos e coxas	Alongamento dos flexores do joelho, posição sentada, nível avançado	120
	Alongamento dos extensores do joelho, posição ajoelhada, nível avançado	130
Pés e panturrilhas	Alongamento dos flexores dos dedos do pé, em pé, nível avançado	146
	Alongamento dos flexores plantares e dos inversores do pé	154

PERSONALIZAÇÃO DO PROGRAMA DE ALONGAMENTO

Tabela 9.14 Alongamentos para golfe

	ALONGAMENTOS PRÉ-EVENTO	
Área	**Alongamento**	**Página**
Ombros, costas e tórax	Alongamento dinâmico com flexão e extensão dos ombros	174
	Alongamento dinâmico para abdução e adução do cíngulo do membro superior	176
Parte inferior do tronco	Alongamento dinâmico com flexão lateral do tronco	170
	Alongamento dinâmico dos rotadores do tronco	172
Quadris	Alongamento dinâmico dos rotadores mediais e laterais do quadril	160
	Alongamento dinâmico dos adutores e abdutores do quadril	162
	Alongamento dinâmico dos flexores e extensores do quadril	164
Joelhos e coxas	Alongamento dinâmico dos flexores do joelho, em pé	166
Pés e panturrilhas	Alongamento dinâmico dos flexores plantares	168
	ALONGAMENTOS DE TREINAMENTO	
Área	**Alongamento**	**Página**
Ombros, costas e tórax	Alongamento dos flexores do ombro, nível avançado	22
	Alongamento dos extensores, adutores e retratores do ombro, nível intermediário	30
	Alongamento dos adutores, protratores e elevadores do ombro	32
	Alongamento dos adutores e extensores do ombro	34
	Alongamento assistido dos abdutores do ombro	36
Braços, punhos e mãos	Alongamento dos extensores do punho, nível intermediário	56
	Alongamento dos flexores do punho, nível intermediário	60
Parte inferior do tronco	Alongamento dos flexores da parte inferior do tronco, em pé	80
	Alongamento dos flexores laterais da parte inferior do tronco, nível intermediário	88
Quadris	Alongamento dos rotadores laterais do quadril e extensores do tronco	104
	Alongamento dos adutores do quadril, posição sentada, nível avançado	108
Joelhos e coxas	Alongamento dos flexores do joelho, posição sentada, nível avançado	120
	Alongamento dos extensores do joelho, posição ajoelhada, nível avançado	130
Pés e panturrilhas	Alongamento dos flexores dos dedos do pé, em pé, nível avançado	146
	Alongamento dos flexores plantares, nível avançado	150

Tabela 9.15 Alongamentos para ginástica artística

ALONGAMENTOS PRÉ-EVENTO		
Área	**Alongamento**	**Página**
Ombros, costas e tórax	Alongamento dinâmico com flexão e extensão dos ombros	174
	Alongamento dinâmico para abdução e adução do cíngulo do membro superior	176
Parte inferior do tronco	Alongamento dinâmico com flexão lateral do tronco	170
	Alongamento dinâmico dos rotadores do tronco	172
Quadris	Alongamento dinâmico dos rotadores mediais e laterais do quadril	160
	Alongamento dinâmico dos adutores e abdutores do quadril	162
	Alongamento dinâmico dos flexores e extensores do quadril	164
Joelhos e coxas	Alongamento dinâmico dos flexores do joelho, em pé	166
Pés e panturrilhas	Alongamento dinâmico dos flexores plantares	168
ALONGAMENTOS DE TREINAMENTO		
Área	**Alongamento**	**Página**
Pescoço	Alongamento dos extensores do pescoço	4
Ombros, costas e tórax	Alongamento dos flexores do ombro, nível avançado	22
	Alongamento dos extensores, adutores e retratores do ombro, nível intermediário	30
	Alongamento dos adutores, protratores e elevadores do ombro	32
	Alongamento dos adutores e extensores do ombro	34
Braços, punhos e mãos	Alongamento dos flexores do cotovelo	44
	Alongamento do tríceps braquial	43
Parte inferior do tronco	Alongamento dos flexores da parte inferior do tronco, em pé	80
	Alongamento dos flexores laterais da parte inferior do tronco, nível intermediário	88
Quadris	Alongamento dos extensores do quadril e do tronco	95
	Alongamento dos adutores do quadril, posição sentada, nível avançado	108
Joelhos e coxas	Alongamento dos flexores do joelho, posição sentada, nível avançado	120
	Alongamento dos extensores do joelho, posição ajoelhada, nível avançado	130
Pés e panturrilhas	Alongamento dos flexores dos dedos do pé, em pé, nível avançado	146
	Alongamento dos flexores plantares, nível avançado	150

PERSONALIZAÇÃO DO PROGRAMA DE ALONGAMENTO 199

Tabela 9.16 Alongamentos para handebol e raquetebol

ALONGAMENTOS PRÉ-EVENTO		
Área	**Alongamento**	**Página**
Ombros, costas e tórax	Alongamento dinâmico com flexão e extensão dos ombros	174
	Alongamento dinâmico para abdução e adução do cíngulo do membro superior	176
Parte inferior do tronco	Alongamento dinâmico com flexão lateral do tronco	170
	Alongamento dinâmico dos rotadores do tronco	172
Quadris	Alongamento dinâmico dos rotadores mediais e laterais do quadril	160
	Alongamento dinâmico dos adutores e abdutores do quadril	162
	Alongamento dinâmico dos flexores e extensores do quadril	164
Joelhos e coxas	Alongamento dinâmico dos flexores do joelho, em pé	166
Pés e panturrilhas	Alongamento dinâmico dos flexores plantares	168
ALONGAMENTOS DE TREINAMENTO		
Área	**Alongamento**	**Página**
Ombros, costas e tórax	Alongamento dos flexores do ombro, nível avançado	22
	Alongamento dos extensores, adutores e retratores do ombro, nível intermediário	30
	Alongamento dos adutores, protratores e elevadores do ombro	32
Braços, punhos e mãos	Alongamento dos flexores do cotovelo	44
	Alongamento do tríceps braquial	43
Parte inferior do tronco	Alongamento dos flexores da parte inferior do tronco, em pé	80
	Alongamento dos flexores laterais da parte inferior do tronco, nível intermediário	88
Quadris	Alongamento dos rotadores laterais do quadril e extensores do tronco	104
	Alongamento dos extensores do quadril e do tronco	95
	Alongamento dos adutores do quadril, posição sentada, nível avançado	108
Joelhos e coxas	Alongamento dos flexores do joelho, posição sentada, nível avançado	120
	Alongamento dos extensores do joelho, posição ajoelhada, nível avançado	130
Pés e panturrilhas	Alongamento dos extensores dos dedos do pé, em pé, nível avançado	142
	Alongamento dos flexores dos dedos do pé, em pé, nível avançado	146
	Alongamento dos flexores plantares, nível avançado	150

200 ANATOMIA DO ALONGAMENTO

Tabela 9.17 Alongamentos para hóquei no gelo e para hóquei em campo (hóquei na grama)

ALONGAMENTOS PRÉ-EVENTO		
Área	**Alongamento**	**Página**
Ombros, costas e tórax	Alongamento dinâmico com flexão e extensão dos ombros	174
	Alongamento dinâmico para abdução e adução do cíngulo do membro superior	176
Parte inferior do tronco	Alongamento dinâmico com flexão lateral do tronco	170
	Alongamento dinâmico dos rotadores do tronco	172
Quadris	Alongamento dinâmico dos rotadores mediais e laterais do quadril	160
	Alongamento dinâmico dos adutores e abdutores do quadril	162
	Alongamento dinâmico dos flexores e extensores do quadril	164
Joelhos e coxas	Alongamento dinâmico dos flexores do joelho, em pé	166
Pés e panturrilhas	Alongamento dinâmico dos flexores plantares	168
ALONGAMENTOS DE TREINAMENTO		
Área	**Alongamento**	**Página**
Ombros, costas e tórax	Alongamento dos flexores do ombro, nível avançado	22
	Alongamento dos extensores, adutores e retratores do ombro, nível intermediário	30
	Alongamento dos adutores, protratores e elevadores do ombro	32
	Alongamento assistido dos abdutores do ombro	36
Braços, punhos e mãos	Alongamento dos flexores do cotovelo	44
	Alongamento do tríceps braquial	43
Parte inferior do tronco	Alongamento dos flexores da parte inferior do tronco, em pé	80
	Alongamento dos flexores laterais da parte inferior do tronco, nível intermediário	88
Quadris	Alongamento dos rotadores laterais do quadril e extensores do tronco	104
	Alongamento dos extensores do quadril e do tronco	95
	Alongamento dos adutores do quadril, posição sentada, nível avançado	108
Joelhos e coxas	Alongamento dos flexores do joelho, posição sentada, nível avançado	120
	Alongamento dos extensores do joelho, posição ajoelhada, nível avançado	130
Pés e panturrilhas	Alongamento dos extensores dos dedos do pé, em pé, nível avançado	142
	Alongamento dos flexores plantares, nível avançado	150

PERSONALIZAÇÃO DO PROGRAMA DE ALONGAMENTO **201**

Tabela 9.18 Alongamentos para artes marciais

ALONGAMENTOS PRÉ-EVENTO		
Área	**Alongamento**	**Página**
Ombros, costas e tórax	Alongamento dinâmico com flexão e extensão dos ombros	174
	Alongamento dinâmico para abdução e adução do cíngulo do membro superior	176
Parte inferior do tronco	Alongamento dinâmico com flexão lateral do tronco	170
	Alongamento dinâmico dos rotadores do tronco	172
Quadris	Alongamento dinâmico dos rotadores mediais e laterais do quadril	160
	Alongamento dinâmico dos adutores e abdutores do quadril	162
	Alongamento dinâmico dos flexores e extensores do quadril	164
Joelhos e coxas	Alongamento dinâmico dos flexores do joelho, em pé	166
Pés e panturrilhas	Alongamento dinâmico dos flexores plantares	168
ALONGAMENTOS DE TREINAMENTO		
Área	**Alongamento**	**Página**
Pescoço	Alongamento dos extensores do pescoço	4
Ombros, costas e tórax	Alongamento dos flexores do ombro, nível avançado	22
	Alongamento dos extensores, adutores e retratores do ombro, nível intermediário	30
Braços, punhos e mãos	Alongamento dos extensores do punho, nível intermediário	56
	Alongamento dos flexores do punho, nível intermediário	60
Joelhos e coxas	Alongamento dos flexores da parte inferior do tronco, em pé	80
	Alongamento dos flexores laterais da parte inferior do tronco, nível intermediário	88
Quadris	Alongamento dos rotadores laterais do quadril, em pé, nível avançado	100
	Alongamento dos extensores e rotadores laterais do quadril, em decúbito dorsal	102
	Alongamento dos rotadores laterais do quadril e extensores do tronco	104
	Alongamento dos adutores do quadril, posição sentada, nível avançado	108
	Alongamento dos adutores e extensores do quadril, posição sentada	110
Joelhos e coxas	Alongamento dos flexores do joelho, posição sentada, nível avançado	120
	Alongamento dos extensores do joelho, posição ajoelhada, nível avançado	130
Pés e panturrilhas	Alongamento dos flexores plantares, nível avançado	150

Tabela 9.19 Alongamentos para corrida

ALONGAMENTOS PRÉ-EVENTO		
Área	**Alongamento**	**Página**
Ombros, costas e tórax	Alongamento dinâmico com flexão e extensão dos ombros	174
	Alongamento dinâmico para abdução e adução do cíngulo do membro superior	176
Parte inferior do tronco	Alongamento dinâmico com flexão lateral do tronco	170
	Alongamento dinâmico dos rotadores do tronco	172
Quadris	Alongamento dinâmico dos rotadores mediais e laterais do quadril	160
	Alongamento dinâmico dos adutores e abdutores do quadril	162
	Alongamento dinâmico dos flexores e extensores do quadril	164
Joelhos e coxas	Alongamento dinâmico dos flexores do joelho, em pé	166
Pés e panturrilhas	Alongamento dinâmico dos flexores plantares	168
ALONGAMENTOS DE TREINAMENTO		
Área	**Alongamento**	**Página**
Ombros, costas e tórax	Alongamento dos flexores do ombro, nível avançado	22
	Alongamento dos extensores, adutores e retratores do ombro, nível intermediário	30
Parte inferior do tronco	Alongamento dos flexores da parte inferior do tronco, em pé	80
	Alongamento dos flexores laterais da parte inferior do tronco, nível intermediário	88
Quadris	Alongamento dos rotadores laterais do quadril, em pé, nível avançado	100
	Alongamento dos extensores e rotadores laterais do quadril, em decúbito dorsal	102
	Alongamento dos rotadores laterais do quadril e extensores do tronco	104
	Alongamento dos extensores do quadril e do tronco	95
	Alongamento dos adutores do quadril, posição sentada, nível avançado	108
Joelhos e coxas	Alongamento dos flexores do joelho, posição sentada, nível avançado	120
	Alongamento dos extensores do joelho, posição ajoelhada, nível avançado	130
Pés e panturrilhas	Alongamento dos extensores dos dedos do pé, em pé, nível avançado	142
	Alongamento dos flexores plantares, nível avançado	150
	Alongamento dos flexores plantares e dos eversores do pé	152
	Alongamento dos flexores plantares e dos inversores do pé	154

PERSONALIZAÇÃO DO PROGRAMA DE ALONGAMENTO

Tabela 9.20 Alongamentos para esqui

	ALONGAMENTOS PRÉ-EVENTO	
Área	**Alongamento**	**Página**
Ombros, costas e tórax	Alongamento dinâmico com flexão e extensão dos ombros	174
	Alongamento dinâmico para abdução e adução do cíngulo do membro superior	176
Parte inferior do tronco	Alongamento dinâmico com flexão lateral do tronco	170
	Alongamento dinâmico dos rotadores do tronco	172
Quadris	Alongamento dinâmico dos rotadores mediais e laterais do quadril	160
	Alongamento dinâmico dos adutores e abdutores do quadril	162
	Alongamento dinâmico dos flexores e extensores do quadril	164
Joelhos e coxas	Alongamento dinâmico dos flexores do joelho, em pé	166
Pés e panturrilhas	Alongamento dinâmico dos flexores plantares	168
	ALONGAMENTOS DE TREINAMENTO	
Área	**Alongamento**	**Página**
Pescoço	Alongamento dos extensores do pescoço	4
Ombros, costas e tórax	Alongamento dos flexores do ombro, nível avançado	22
	Alongamento dos flexores, abaixadores e retratores do ombro, posição sentada	26
	Alongamento dos adutores e extensores do ombro	34
Braços, punhos e mãos	Alongamento dos extensores do punho, nível intermediário	56
	Alongamento dos flexores do punho, nível intermediário	60
Parte inferior do tronco	Alongamento dos flexores da parte inferior do tronco, em pé	80
	Alongamento dos flexores laterais da parte inferior do tronco, nível intermediário	88
Quadris	Alongamento dos rotadores laterais do quadril, em pé, nível avançado	100
	Alongamento dos rotadores laterais do quadril e extensores do tronco	104
	Alongamento dos adutores do quadril, posição sentada, nível avançado	108
Joelhos e coxas	Alongamento dos flexores do joelho, posição sentada, nível avançado	120
	Alongamento dos extensores do joelho, posição ajoelhada, nível avançado	130
Pés e panturrilhas	Alongamento dos flexores plantares, nível avançado	150
	Alongamento dos flexores plantares e dos inversores do pé	154

Tabela 9.21 Alongamentos para futebol

ALONGAMENTOS PRÉ-EVENTO		
Área	**Alongamento**	**Página**
Ombros, costas e tórax	Alongamento dinâmico com flexão e extensão dos ombros	174
	Alongamento dinâmico para abdução e adução do cíngulo do membro superior	176
Parte inferior do tronco	Alongamento dinâmico com flexão lateral do tronco	170
	Alongamento dinâmico dos rotadores do tronco	172
Quadris	Alongamento dinâmico dos rotadores mediais e laterais do quadril	160
	Alongamento dinâmico dos adutores e abdutores do quadril	162
	Alongamento dinâmico dos flexores e extensores do quadril	164
Joelhos e coxas	Alongamento dinâmico dos flexores do joelho, em pé	166
Pés e panturrilhas	Alongamento dinâmico dos flexores plantares	168
ALONGAMENTOS DE TREINAMENTO		
Área	**Alongamento**	**Página**
Ombros, costas e tórax	Alongamento dos flexores do ombro, nível avançado	22
	Alongamento dos flexores, abaixadores e retratores do ombro, posição sentada	26
	Alongamento dos adutores e extensores do ombro	34
Parte inferior do tronco	Alongamento dos flexores da parte inferior do tronco, em pé	80
	Alongamento dos flexores laterais da parte inferior do tronco, nível intermediário	88
Quadris	Alongamento dos rotadores laterais do quadril, em pé, nível avançado	100
	Alongamento dos rotadores laterais do quadril e extensores do tronco	104
	Alongamento dos adutores do quadril, posição sentada, nível avançado	108
	Alongamento dos adutores e extensores do quadril, posição sentada	110
Joelhos e coxas	Alongamento dos flexores do joelho, posição sentada, nível avançado	120
	Alongamento dos extensores do joelho, posição ajoelhada, nível avançado	130
Pés e panturrilhas	Alongamento dos extensores dos dedos do pé, em pé, nível avançado	142
	Alongamento dos flexores dos dedos do pé, em pé, nível avançado	146
	Alongamento dos flexores plantares e dos eversores do pé	152
	Alongamento dos flexores plantares e dos inversores do pé	154

PERSONALIZAÇÃO DO PROGRAMA DE ALONGAMENTO

Tabela 9.22 Alongamentos para natação

ALONGAMENTOS PRÉ-EVENTO		
Área	**Alongamento**	**Página**
Ombros, costas e tórax	Alongamento dinâmico com flexão e extensão dos ombros	174
	Alongamento dinâmico para abdução e adução do cíngulo do membro superior	176
Parte inferior do tronco	Alongamento dinâmico com flexão lateral do tronco	170
	Alongamento dinâmico dos rotadores do tronco	172
Quadris	Alongamento dinâmico dos rotadores mediais e laterais do quadril	160
	Alongamento dinâmico dos adutores e abdutores do quadril	162
	Alongamento dinâmico dos flexores e extensores do quadril	164
Joelhos e coxas	Alongamento dinâmico dos flexores do joelho, em pé	166
Pés e panturrilhas	Alongamento dinâmico dos flexores plantares	168
ALONGAMENTOS DE TREINAMENTO		
Área	**Alongamento**	**Página**
Ombros, costas e tórax	Alongamento dos flexores do ombro, nível avançado	22
	Alongamento assistido dos flexores do ombro e do cotovelo	24
	Alongamento dos flexores, abaixadores e retratores do ombro, posição sentada	26
	Alongamento dos extensores, adutores e retratores do ombro, nível intermediário	30
	Alongamento dos adutores, protratores e elevadores do ombro	32
	Alongamento dos adutores e extensores do ombro	34
Braços, punhos e mãos	Alongamento do tríceps braquial	43
Parte inferior do tronco	Alongamento dos flexores da parte inferior do tronco, em pé	80
	Alongamento dos flexores laterais da parte inferior do tronco, nível intermediário	88
Quadris	Alongamento dos rotadores laterais do quadril e extensores do tronco	104
	Alongamento dos adutores e extensores do quadril, posição sentada	110
Joelhos e coxas	Alongamento dos flexores do joelho, posição sentada, nível avançado	120
	Alongamento dos extensores do joelho, posição ajoelhada, nível avançado	130
Pés e panturrilhas	Alongamento dos extensores dos dedos do pé, em pé, nível avançado	142
	Alongamento dos flexores plantares, nível avançado	150

Tabela 9.23 — Alongamentos para tênis

ALONGAMENTOS PRÉ-EVENTO		
Área	**Alongamento**	**Página**
Ombros, costas e tórax	Alongamento dinâmico com flexão e extensão dos ombros	174
	Alongamento dinâmico para abdução e adução do cíngulo do membro superior	176
Parte inferior do tronco	Alongamento dinâmico com flexão lateral do tronco	170
	Alongamento dinâmico dos rotadores do tronco	172
Quadris	Alongamento dinâmico dos rotadores mediais e laterais do quadril	160
	Alongamento dinâmico dos adutores e abdutores do quadril	162
	Alongamento dinâmico dos flexores e extensores do quadril	164
Joelhos e coxas	Alongamento dinâmico dos flexores do joelho, em pé	166
Pés e panturrilhas	Alongamento dinâmico dos flexores plantares	168
ALONGAMENTOS DE TREINAMENTO		
Área	**Alongamento**	**Página**
Ombros, costas e tórax	Alongamento dos flexores do ombro, nível avançado	22
	Alongamento dos extensores, adutores e retratores do ombro, nível intermediário	30
	Alongamento dos adutores, protratores e elevadores do ombro	32
Braços, punhos e mãos	Alongamento dos flexores do cotovelo	44
	Alongamento do tríceps braquial	43
	Alongamento dos extensores do punho, nível intermediário	56
Parte inferior do tronco	Alongamento dos flexores laterais da parte inferior do tronco, nível intermediário	88
Quadris	Alongamento dos rotadores laterais do quadril e extensores do tronco	104
	Alongamento dos extensores do quadril e do tronco	95
	Alongamento dos adutores do quadril, posição sentada, nível avançado	108
Joelhos e coxas	Alongamento dos flexores do joelho, posição sentada, nível avançado	120
	Alongamento dos extensores do joelho, posição ajoelhada, nível avançado	130
Pés e panturrilhas	Alongamento dos extensores dos dedos do pé, em pé, nível avançado	142
	Alongamento dos flexores dos dedos do pé, em pé, nível avançado	146
	Alongamento dos flexores plantares, nível avançado	150

PERSONALIZAÇÃO DO PROGRAMA DE ALONGAMENTO

Tabela 9.24 Alongamentos para atletismo: velocistas e corridas de obstáculos

ALONGAMENTOS PRÉ-EVENTO		
Área	**Alongamento**	**Página**
Parte inferior do tronco	Alongamento dinâmico com flexão lateral do tronco	170
	Alongamento dinâmico dos rotadores do tronco	172
Quadris	Alongamento dinâmico dos rotadores mediais e laterais do quadril	160
	Alongamento dinâmico dos adutores e abdutores do quadril	162
	Alongamento dinâmico dos flexores e extensores do quadril	164
Joelhos e coxas	Alongamento dinâmico dos flexores do joelho, em pé	166
Pés e panturrilhas	Alongamento dinâmico dos flexores plantares	168
ALONGAMENTOS DE TREINAMENTO		
Área	**Alongamento**	**Página**
Parte inferior do tronco	Alongamento dos flexores da parte inferior do tronco, em pé	80
	Alongamento dos extensores da parte inferior do tronco, posição sentada	82
	Alongamento dos flexores laterais da parte inferior do tronco, nível intermediário	88
Quadris	Alongamento dos rotadores laterais do quadril, em pé, nível avançado	100
	Alongamento dos rotadores laterais do quadril e extensores do tronco	104
	Alongamento dos adutores do quadril, posição sentada, nível avançado	108
	Alongamento dos adutores e extensores do quadril, posição sentada	110
Joelhos e coxas	Alongamento dos flexores do joelho, posição sentada, nível avançado	120
	Alongamento dos flexores do joelho, perna levantada, nível especialista	122
	Alongamento dos extensores do joelho, posição ajoelhada, nível avançado	130
	Alongamento dos extensores do joelho, em pé com apoio, nível avançado	132
Pés e panturrilhas	Alongamento dos extensores dos dedos do pé, em pé, nível avançado	142
	Alongamento dos flexores dos dedos do pé, em pé, nível avançado	146
	Alongamento dos flexores plantares, nível avançado	150
	Alongamento dos flexores plantares e dos eversores do pé	152

ANATOMIA DO ALONGAMENTO

Tabela 9.25 Alongamentos para atletismo: provas de arremesso

ALONGAMENTOS PRÉ-EVENTO		
Área	**Alongamento**	**Página**
Ombros, costas e tórax	Alongamento dinâmico com flexão e extensão dos ombros	174
	Alongamento dinâmico para abdução e adução do cíngulo do membro superior	176
Parte inferior do tronco	Alongamento dinâmico com flexão lateral do tronco	170
	Alongamento dinâmico dos rotadores do tronco	172
Quadris	Alongamento dinâmico dos rotadores mediais e laterais do quadril	160
	Alongamento dinâmico dos adutores e abdutores do quadril	162
	Alongamento dinâmico dos flexores e extensores do quadril	164
Joelhos e coxas	Alongamento dinâmico dos flexores do joelho, em pé	166
Pés e panturrilhas	Alongamento dinâmico dos flexores plantares	168
ALONGAMENTOS DE TREINAMENTO		
Área	**Alongamento**	**Página**
Ombros, costas e tórax	Alongamento dos flexores do ombro, nível avançado	22
	Alongamento dos flexores, abaixadores e retratores do ombro, posição sentada	26
	Alongamento dos extensores, adutores e retratores do ombro, nível intermediário	30
	Alongamento dos adutores e extensores do ombro	34
Braços, punhos e mãos	Alongamento dos flexores do cotovelo e do punho	46
	Alongamento do tríceps braquial	43
Parte inferior do tronco	Alongamento dos flexores da parte inferior do tronco, em pé	80
	Alongamento dos flexores laterais da parte inferior do tronco, nível intermediário	88
Quadris	Alongamento dos rotadores laterais do quadril, em pé, nível avançado	100
	Alongamento dos rotadores laterais do quadril e extensores do tronco	104
	Alongamento dos adutores do quadril, posição sentada, nível avançado	108
Joelhos e coxas	Alongamento dos flexores do joelho, posição sentada, nível avançado	120
	Alongamento dos extensores do joelho, posição ajoelhada, nível avançado	130
Pés e panturrilhas	Alongamento dos extensores dos dedos do pé, em pé, nível avançado	142
	Alongamento dos flexores plantares, nível avançado	150

PERSONALIZAÇÃO DO PROGRAMA DE ALONGAMENTO

Tabela 9.26 Alongamentos para vôlei

ALONGAMENTOS PRÉ-EVENTO		
Área	**Alongamento**	**Página**
Ombros, costas e tórax	Alongamento dinâmico com flexão e extensão dos ombros	174
	Alongamento dinâmico para abdução e adução do cíngulo do membro superior	176
Parte inferior do tronco	Alongamento dinâmico com flexão lateral do tronco	170
	Alongamento dinâmico dos rotadores do tronco	172
Quadris	Alongamento dinâmico dos rotadores mediais e laterais do quadril	160
	Alongamento dinâmico dos adutores e abdutores do quadril	162
	Alongamento dinâmico dos flexores e extensores do quadril	164
Joelhos e coxas	Alongamento dinâmico dos flexores do joelho, em pé	166
Pés e panturrilhas	Alongamento dinâmico dos flexores plantares	168
ALONGAMENTOS DE TREINAMENTO		
Área	**Alongamento**	**Página**
Ombros, costas e tórax	Alongamento dos flexores do ombro, nível avançado	22
	Alongamento dos extensores, adutores e retratores do ombro, nível intermediário	30
	Alongamento dos adutores e extensores do ombro	34
Braços, punhos e mãos	Alongamento dos flexores do cotovelo e do punho	46
	Alongamento do tríceps braquial	43
	Alongamento dos flexores do punho, nível intermediário	60
Parte inferior do tronco	Alongamento dos flexores da parte inferior do tronco, em pé	80
	Alongamento dos flexores laterais da parte inferior do tronco, nível intermediário	88
Quadris	Alongamento dos rotadores laterais do quadril, em pé, nível avançado	100
	Alongamento dos rotadores laterais do quadril e extensores do tronco	104
	Alongamento dos adutores do quadril, posição sentada, nível avançado	108
Joelhos e coxas	Alongamento dos flexores do joelho, posição sentada, nível avançado	120
	Alongamento dos extensores do joelho, posição ajoelhada, nível avançado	130
Pés e panturrilhas	Alongamento dos extensores dos dedos do pé, em pé, nível avançado	142
	Alongamento dos flexores plantares, nível avançado	150

Tabela 9.27 Alongamentos para levantamento de peso

Área	Alongamento	Página
ALONGAMENTOS PRÉ-EVENTO		
Ombros, costas e tórax	Alongamento dinâmico com flexão e extensão dos ombros	174
	Alongamento dinâmico para abdução e adução do cíngulo do membro superior	176
Parte inferior do tronco	Alongamento dinâmico com flexão lateral do tronco	170
	Alongamento dinâmico dos rotadores do tronco	172
Quadris	Alongamento dinâmico dos rotadores mediais e laterais do quadril	160
	Alongamento dinâmico dos adutores e abdutores do quadril	162
	Alongamento dinâmico dos flexores e extensores do quadril	164
Joelhos e coxas	Alongamento dinâmico dos flexores do joelho, em pé	166
Pés e panturrilhas	Alongamento dinâmico dos flexores plantares	168
ALONGAMENTOS DE TREINAMENTO		
Pescoço	Alongamento dos extensores do pescoço	4
Ombros, costas e tórax	Alongamento dos flexores do ombro, nível avançado	22
	Alongamento dos extensores, adutores e retratores do ombro, nível intermediário	30
	Alongamento dos adutores e extensores do ombro	34
Braços, punhos e mãos	Alongamento dos flexores do cotovelo e do punho	46
	Alongamento do tríceps braquial	43
	Alongamento dos flexores do punho, nível intermediário	60
Parte inferior do tronco	Alongamento dos flexores da parte inferior do tronco, em pé	80
	Alongamento dos flexores laterais da parte inferior do tronco, nível intermediário	88
Quadris	Alongamento dos rotadores laterais do quadril, em pé, nível avançado	100
	Alongamento dos extensores do quadril e do tronco	95
	Alongamento dos adutores do quadril, posição sentada, nível avançado	108
Joelhos e coxas	Alongamento dos flexores do joelho, posição sentada, nível avançado	120
	Alongamento dos extensores do joelho, posição ajoelhada, nível avançado	130
Pés e panturrilhas	Alongamento dos flexores dos dedos do pé, em pé, nível avançado	146

PERSONALIZAÇÃO DO PROGRAMA DE ALONGAMENTO

Tabela 9.28 Alongamentos para luta livre

ALONGAMENTOS PRÉ-EVENTO		
Área	**Alongamento**	**Página**
Ombros, costas e tórax	Alongamento dinâmico com flexão e extensão dos ombros	174
	Alongamento dinâmico para abdução e adução do cíngulo do membro superior	176
Parte inferior do tronco	Alongamento dinâmico com flexão lateral do tronco	170
	Alongamento dinâmico dos rotadores do tronco	172
Quadris	Alongamento dinâmico dos rotadores mediais e laterais do quadril	160
	Alongamento dinâmico dos adutores e abdutores do quadril	162
	Alongamento dinâmico dos flexores e extensores do quadril	164
Joelhos e coxas	Alongamento dinâmico dos flexores do joelho, em pé	166
Pés e panturrilhas	Alongamento dinâmico dos flexores plantares	168
ALONGAMENTOS DE TREINAMENTO		
Área	**Alongamento**	**Página**
Pescoço	Alongamento dos extensores do pescoço	4
	Alongamento dos flexores do pescoço	8
Ombros, costas e tórax	Alongamento dos flexores do ombro, nível avançado	22
	Alongamento dos adutores e extensores do ombro	34
Braços, punhos e mãos	Alongamento dos flexores do cotovelo e do punho	46
	Alongamento do tríceps braquial	43
Parte inferior do tronco	Alongamento dos flexores da parte inferior do tronco, em pé	80
	Alongamento dos flexores laterais da parte inferior do tronco, nível intermediário	88
Quadris	Alongamento dos rotadores laterais do quadril, em pé, nível avançado	100
	Alongamento dos extensores do quadril e do tronco	95
	Alongamento dos adutores do quadril, posição sentada, nível avançado	108
Joelhos e coxas	Alongamento dos flexores do joelho, posição sentada, nível avançado	120
	Alongamento dos extensores do joelho, posição ajoelhada, nível avançado	130
Pés e panturrilhas	Alongamento dos extensores dos dedos do pé, em pé, nível avançado	142
	Alongamento dos flexores dos dedos do pé, em pé, nível avançado	146

ÍNDICE DE ALONGAMENTOS

ALONGAMENTOS PARA O PESCOÇO

Alongamento dos extensores do pescoço 4
Alongamento em rotação dos extensores do pescoço 6
Alongamento dos flexores do pescoço 8
Alongamento e rotação dos flexores do pescoço 10

ALONGAMENTOS PARA OS OMBROS, COSTAS E TÓRAX

Alongamento dos flexores do ombro, nível iniciante 18
Alongamento dos flexores do ombro, nível intermediário 20
Alongamento dos flexores do ombro, nível avançado 22
    Variação: Alongamento dos flexores e abaixadores do ombro 23
Alongamento assistido dos flexores do ombro e do cotovelo 24
Alongamento dos flexores, abaixadores e retratores do ombro, posição sentada 26
Alongamento dos extensores, adutores e retratores do ombro, nível iniciante 28
Alongamento dos extensores, adutores e retratores do ombro, nível intermediário ... 30
Alongamento dos adutores, protratores e elevadores do ombro 32
    Variação: Alongamento dos adutores, protratores e elevadores
    do ombro, acima da cabeça 33
Alongamento dos adutores e extensores do ombro 34
    Variação: Alongamento dos adutores e extensores do ombro, acima da cabeça ... 35
Alongamento assistido dos abdutores do ombro 36

ALONGAMENTOS PARA OS BRAÇOS, PUNHOS E MÃOS

Alongamento do tríceps braquial 43
Alongamento dos flexores do cotovelo 44
Alongamento dos flexores do cotovelo e do punho 46
Alongamento do ancôneo 48
Alongamento dos pronadores do antebraço, com haltere 50
Alongamento dos supinadores do antebraço, com haltere 52
Alongamento dos extensores do punho, nível iniciante 54
Alongamento dos extensores do punho, nível intermediário 56
    Variação: Alongamento dos desviadores radiais e extensores do punho 57
    Variação: Alongamento dos desviadores ulnares e extensores do punho 57
Alongamento dos flexores do punho, nível iniciante 58
Alongamento dos flexores do punho, nível intermediário 60
    Variação: Alongamento dos flexores e desviadores radiais do punho 61
    Variação: Alongamento dos flexores e desviadores ulnares do punho 61

Alongamento dos desviadores radiais do punho, com haltere 62
Alongamento dos desviadores ulnares do punho, com haltere 64
Alongamento dos flexores dos dedos 66
Alongamento dos flexores dos dedos, com apoio na parede 68
Alongamento dos extensores dos dedos 70

ALONGAMENTOS PARA A PARTE INFERIOR DO TRONCO

Alongamento dos flexores da parte inferior do tronco, em decúbito dorsal 76
Alongamento dos flexores da parte inferior do tronco, em decúbito ventral 78
Alongamento dos flexores da parte inferior do tronco, em pé 80
Alongamento dos extensores da parte inferior do tronco, posição sentada 82
    Variação: Alongamento dos flexores laterais e extensores da parte inferior
    do tronco, posição sentada 83
Alongamento dos extensores da parte inferior do tronco, posição reclinada 84
Alongamento dos flexores laterais da parte inferior do tronco, nível iniciante 86
Alongamento dos flexores laterais da parte inferior do tronco, nível intermediário 88
Alongamento dos flexores laterais da parte inferior do tronco, em pé, nível avançado ... 90

ALONGAMENTOS PARA OS QUADRIS

Alongamento dos extensores do quadril e do tronco 95
Alongamento dos rotadores laterais do quadril, posição sentada, nível iniciante 96
Alongamento dos extensores e rotadores laterais do quadril, posição sentada,
nível intermediário 98
    Variação: Alongamento dos rotadores laterais e extensores do quadril,
    posição sentada, nível intermediário 99
    Variação: Alongamento dos rotadores laterais e extensores do quadril,
    flexores do joelho e flexores plantares, posição sentada, nível intermediário 99
Alongamento dos rotadores laterais do quadril, em pé, nível avançado 100
Alongamento dos extensores e rotadores laterais do quadril, em decúbito dorsal ... 102
Alongamento dos rotadores laterais do quadril e extensores do tronco 104
Alongamento dos adutores do quadril, em pé com o joelho flexionado,
nível iniciante 106
Alongamento dos adutores do quadril, posição sentada, nível avançado 108
Alongamento dos adutores e extensores do quadril, posição sentada 110
    Variação: Alongamento dos adutores e extensores do quadril, com tração
    dos dedos dos pés, posição sentada 111

ALONGAMENTOS PARA OS JOELHOS E COXAS

Alongamento dos flexores do joelho, posição sentada, nível iniciante 116
Alongamento dos flexores do joelho, em pé, nível intermediário 118
Alongamento dos flexores do joelho, posição sentada, nível avançado 120

ÍNDICE DE ALONGAMENTOS

Variação: Alongamento dos joelhos, tornozelos, ombros e dorso,
posição sentada 121
Alongamento dos flexores do joelho, perna levantada, nível especialista 122
Variação: Alongamento do joelho, tornozelo, ombro e dorso, perna levantada... 123
Alongamento dos flexores do joelho, em decúbito dorsal 124
Variação: Alongamento do joelho, tornozelo, ombro e dorso,
em decúbito dorsal.. 125
Alongamento dos extensores do joelho, posição sentada, nível iniciante................. 126
Alongamento dos extensores do joelho, em decúbito lateral, nível
intermediário... 128
Alongamento dos extensores do joelho, posição ajoelhada, nível avançado............ 130
Alongamento dos extensores do joelho, em pé com apoio, nível avançado 132

ALONGAMENTOS PARA OS PÉS E PANTURRILHAS

Alongamento dos extensores dos dedos do pé, posição sentada, nível iniciante...... 140
Alongamento dos extensores dos dedos do pé, em pé, nível avançado................... 142
Alongamento dos flexores dos dedos do pé, posição sentada, nível iniciante.......... 144
Alongamento dos flexores dos dedos do pé, em pé, nível avançado...................... 146
Alongamento dos flexores plantares, nível iniciante... 148
Alongamento dos flexores plantares, nível avançado... 150
Alongamento dos flexores plantares e dos eversores do pé.................................... 152
Alongamento dos flexores plantares e dos inversores do pé................................... 154

ALONGAMENTOS DINÂMICOS

Alongamento dinâmico dos rotadores mediais e laterais do quadril......................... 160
Alongamento dinâmico dos adutores e abdutores do quadril................................... 162
Alongamento dinâmico dos flexores e extensores do quadril 164
Alongamento dinâmico dos flexores do joelho, em pé... 166
Alongamento dinâmico dos flexores plantares... 168
Alongamento dinâmico com flexão lateral do tronco... 170
Alongamento dinâmico dos rotadores do tronco 172
Alongamento dinâmico com flexão e extensão dos ombros..................................... 174
Alongamento dinâmico para abdução e adução do cíngulo do membro superior.... 176